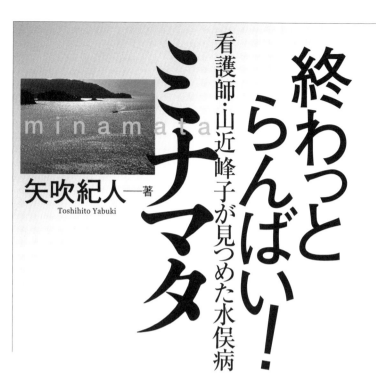

# 終わっとらんばい！ミナマタ

## 看護師・山近峰子が見つめた水俣病

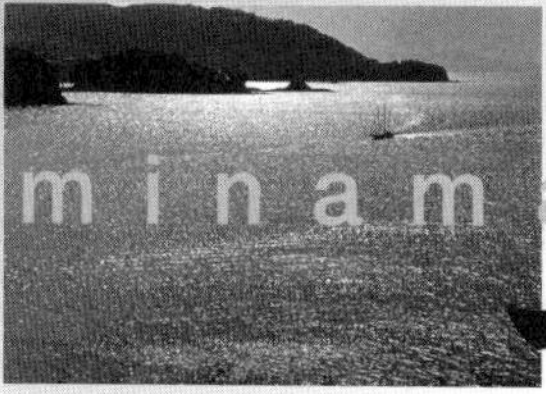


矢吹紀人――著
Toshihito Yabuki

合同出版

もくじ

＊本文では敬称は略させていただいています。
＊現在では「看護師」と称されていますが、本文では「看護婦」と称されていた法改正前の時期の内容がほとんどのため、すべて「看護婦」で表記を統一しています。

## プロローグ――「キビヨ」の地に生まれて

水俣市の中心部に、広大な敷地を占めて広がるチッソ水俣工場。その工場の廃水が水俣湾に向けて流れ出る百間《ひゃっけん》排水口の地から海岸沿いに南に下ると、月浦《つきのうら》、湯堂、袋、茂道《もどう》と、古くから漁業を生業としてきた人びとの集落が続いていく。

月浦から背後の山を少し登った高台にある出月《でつき》という地域に、山近峰子は畳職人である池田弥平とナツエの末娘として１９５３（昭和28）年４月に生まれた。チッソ水俣工場からは、直線距離で２㎞ほどのところだ。

峰子の家の前から坂道を下っていくと、すぐに広々とした不知火海《しらぬい》（八代海《やつしろ》）が眼前に開けてきた。目の前の水俣湾にある恋路島の背後には青々とした海原が続き、遠くには御所浦島から天草の島々が見晴らせる。海風に吹かれて斜面を跳ぶように下りていけば、５分ほどで月浦にある坪谷《つぼだん》（「坪段」と書かれることもある）の入江に出る。

その海は、物心がついたころから、峰子が毎日の遊び場としてきたところだった。

峰子は幼い友だちみんなとこの坪谷の海に入って泳ぎ、棒で突いて魚を取ったり、岩に張りついているビナやカキをとってはおやつ代わりに口に入れたりした。夏の間は、地域の母親たちが交代で、海遊びをする子どもたちを見守ってくれた。

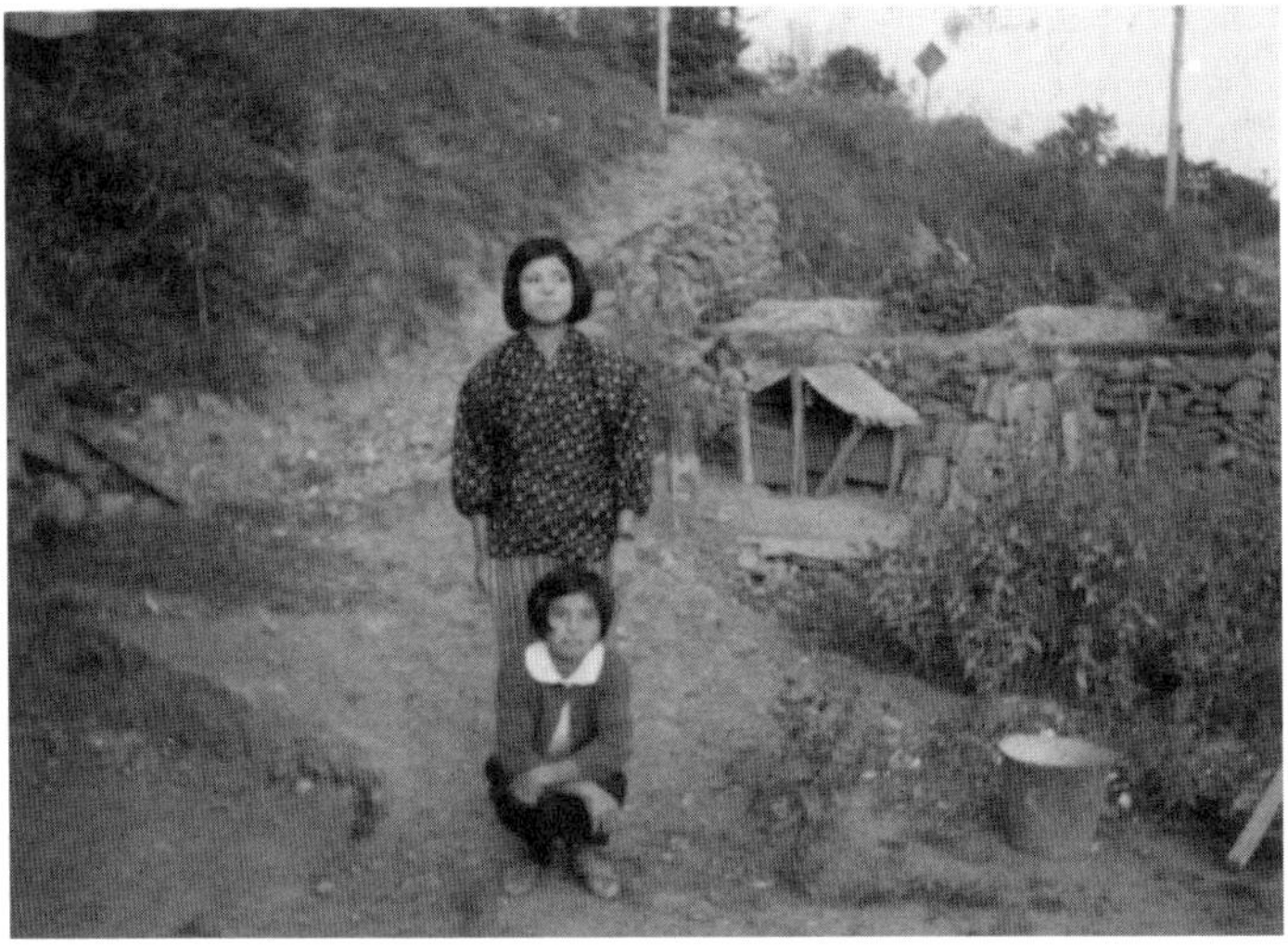

姉・君香（きみか）と家の庭先で（前が中学生のころの峰子）

美しい自然の中で子どもたちはのびのびと育ち、人びとは海の恵みを日々の糧として穏やかに生きてきた。それが長い間の、水俣に生きる人びとの毎日の暮らしだった。

しかし、峰子が生まれ育ったこの土地はいつからか、原因のわからない奇病に侵されていった。人びとは、幼い子どもも大人も年寄りも侵すこの異様な病気を「キビヨ」と呼んで恐れた（水俣病は当初、原因がはっきりわからず、「水俣奇病」「奇病」と呼ばれていた。幼い峰子の耳には、「奇病」が「キビヨ」と聞こえていた）。

隣家に住んでいたトヨ子ちゃんは峰子より4歳ほど年上だったが、一人で座ることができず、いつも母親が膝に抱えてご飯を食べさせていた。「ワーッ」という喚き声を上げ、よく泣いていたという記憶が峰子にはある。

トヨ子ちゃんは後に、水俣病認定患者の「第1

号」となる女の子だった。

坪谷の入り口に住む上村《かみむら》智子ちゃんは3歳ほど年下で、目がくりくりとして可愛い子だった。母親が抱えて入浴する姿を写真家のユージン・スミスが撮影し、胎児性水俣病患者の姿として世界に衝撃を与えることになった女の子だ。

就学間近になり、近所の小さな子どもたちの世話をするようになった峰子は、上村家を訪ねては「おばちゃん、子守りばさせんね」といって智子ちゃんを預かり、オブってあやしたりすることもあった。

その智子ちゃんの家より少し下りていった海辺には、1956（昭和31）年5月1日の「水俣病公式確認」のきっかけとなった田中実子《じつこ》ちゃんが住んでいた。峰子と同い年の実子ちゃんは、3歳になるころに水俣病を発症した小児性の水俣病患者だった。

幼かった峰子の周りには、「キビヨ」に侵された人たちが何人となく暮らし、病に苦しんでいた。母親の実家は、湯堂にある網元だった。その家の方角へ山を下りていくと、道の途中で、よだれを垂れ流し、ワーワーと聞き取れない言葉を発しているおばさんが道の角に座り込んでいた。そのおばさんがなぜそんな状態になっているのかわからず、そばを通るのが峰子には恐ろしかった。

坪谷の海へ下りていく途中にも、子どもたちが歩いていくと、何かを喚きながら庭に出てくる人が何人かいた。子どもたちのうめき声は、あちこちの家から聞こえてきた。

おそらくその人たちは病に苦しみ、何かを訴えようと懸命に声を出していたのだろう。あるいは子どもたちは、遊び相手もなく毎日家の中に一人取り残されている退屈さに、同年齢くらいの子どもの歓声やざわめきを聞き、人恋しくて声を上げていたのだろう。

だが、何もわからない峰子には、得体の知れない病に侵されたその人たちが、たまらなく怖い存在に思えた。

水俣病に侵された漁師たちは海に出ることもできず、収入を断たれて、その日の暮らしにさえ困窮する貧しさの中にいた。

「原因のわからない病に取りつかれた人が、道を徘徊している土地。あちこちから奇声が聞こえる怖い土地。誰もが日々の暮らしに困る貧しい土地……」

幼い峰子の心には、自分の生まれ育つ土地の暗く憂鬱な印象が、深く刻まれていった。

やがて学齢期を迎えた峰子は、家から南に1㎞半ほど離れた袋小学校に通うようになった。同級生は100人ほどいて、友だちとのつながりが一気に広がった。しかし、その同級生の中にも、体の動きが不自由で体育や家庭科の裁縫などがほとんどできない子が5人以上いた。明らかに、病に侵されていると思われる子どもたちだった。

小学校の高学年になったころから峰子は、大人たちの会話に「会社ん（の）病気」という言葉が出てくるのに気づくようになった。

このころ、峰子の地域の人たちはチッソの社員や関係業者を、「会社行きどん（会社へ行く人）」と呼んでいた。それは、「企業城下町」水俣を席巻する大企業、チッソに勤める人や、縁のある人たちに対して、羨望と畏怖をこめた呼び方だった。

原因のわからなかった「奇病」のことを大人たちが「会社ん病気」と呼んだのは、この奇病の原因は「会社」、すなわちチッソにあると人びとが考え始めたということを意味していた。

「水俣病公式確認」の1956（昭和31）年から10年も過ぎたころになって、ようやく人びとは「キビヨ」の原因がチッソの工場廃水にあることに気づかされ、うわさを口にするようになっていったのだった。

だが、それはけっして、公の場で声を大きくして語ってよいことではなかった。水俣に暮らす庶民にとって、チッソの力はあまりにも強大なものだった。

「会社ん病気て、なんのこと？」

峰子たちが親にたずねると、「子どもはそげんことゆうちゃならん」と厳しく言い渡された。峰子は子ども心に、やり場のない理不尽な思いを感じさせられた。

峰子が袋小学校へ通う道は、海岸から少し離れた畑や山の中を伝っていく細道だった。通学路の途中には、美しい清水が1年中湧き出る「冷水《ひやすじ》」という湧水池があった。真夏でもひんやりとした冷気に包まれるこの湧き水のそばで、峰子は学校帰りに、一日遊び疲れて火照った体を鎮めた。

美しい海があり、山があり、人びとの情とつながりがある。峰子は豊かな自然に包まれた、この水俣の地が大好きだった。しかし、その峰子が愛する故郷の地は、「キビヨ」に侵されていた。

この「キビヨ」の正体が「水俣病」という名称だということを峰子が耳にするのは、ずっと後になってからのことだった。

その原因となる物質が、チッソの工場廃水に含まれていたメチル水銀であることも、水俣病という公害病で、両親をも、自分をも侵していく病気であることも。そしてやがて、自分自身が被害者としても、被害者の家族としても、医療人としても、生涯をかけてたたかっていくことになる病気だとは、幼い峰子は思っていなかった。

# 第1章

# 医療人として水俣病に向かう

## 本物の医療に出会って

質素だが風通しのよい部屋のふとんの上に、一人の男性が静かに横たわっている。体はやせ細り、手足は不自然な形で曲がっている。起き上がるのにさえ、不自由なことを感じさせる。寝床や周囲は清潔に整えられていたが、男性が長い間寝たきりの状態にあることは、一目見るだけで明らかだった。

そこは、水俣市出月にある山近峰子の実家。横たわる男性は、56歳だった１９６６（昭和41）年のある冬の朝、突然倒れた峰子の父親、池田弥平だった。１９７４（昭和49）年６月のころまで、弥平はすでに8年近い歳月を寝床の中で過ごしていた。

腕のよい畳職人として知られていた弥平は、毎日、自転車に道具箱を括りつけて依頼を受けた家を回っていた。出先の家で畳を修繕したり、畳表を張り替えたりする。仕事を頼んでくるのは漁師が多く、仕事の対価は現金で支払われるよりも、地で取れたばかりの魚介類になることもしばしばだった。

魚が大好物の弥平にとって、それはむしろ現金よりも極上の報酬だったかもしれない。母の実家が湯堂の網元だったこともあり、魚料理が峰子の家の食卓に上らない日はなかった。晩酌に何よりも大好きな焼酎をあおり、漁師たちから供された取れたての魚や貝を口にするのが弥平の日課だった。

その弥平が、まだ60歳にもならないのに、まるで脳梗塞のような症状で起き上がれなくなった。台所で倒れた後は、だらだらとよだれを流し、必死に何かを訴えようとしても言葉が出てこないようだった。

登校の準備をしていた中学1年の峰子は、父の姿の変わりように、膝ががくがくと震えて止まらないほどの驚きと恐怖を感じた。

いくつかの病院を受診したが、弥平の症状はまったくよくならなかった。医師からどういう診断を受けたのかはわからなかったが、「きっと焼酎の飲みすぎでおかしくなったんだろう」と峰子は思っていた。

家で寝たきりになった弥平は、初めは開業医の往診を受けていた。だが、弥平が働けなくなった家庭はにわかに収入の道を断たれ、しだいに金に窮するようになっていった。やがて弥平は、まともに医療を受けることもなく、寝たままの日々を過ごすだけになった。

弥平が倒れた後、母親は近所の農家に畑仕事の手伝いに行くようになった。生活のためには、たとえわずかでも収入が必要だった。

仕事や家事に追われ時間のない中でも、母親は夫である弥平の介護には絶対に手を抜くことはなかった。床ずれにならないように数時間ごとに体の向きを変えてあげ、温かいタオルで体を拭く。シーツは汚れがなくても、毎日交換して洗濯していた。

「お母ちゃん、そこまでせんでもよかとに」

苦しんで「痛か、痛か」と一晩中声を上げ続ける弥平の介護で、眠れない夜が多い母親。母親が体を壊すのではないかと心配して峰子が言葉をかけると、きまって、

「病人はね、きれいにしとかんば。よそん人がきても、臭いがせんようにしとかんとね」

と答えるのだった。

身動きが不自由な弥平のために母親は、便座型にくりぬいたダンボール紙を木製のサイダー箱の上に乗せ、中にバケツを入れてベッド横で排泄ができる、ポータブルトイレの原型のような器具を作った。貧しい暮らしの中でも、弥平が少しでも快適に療養生活が送れるよう母親は知恵を働かせ、労を惜しまず体を動かした。

最初に倒れてからしばらくしたころ、弥平は杖をつけばなんとか自力で立ち上がれるぐらいまで体調を回復したときがあった。すると弥平は起き上がって、「もう一度畳を作る」と仕事場に下りていった。畳職人として生きてきた自分の誇りと生きがいを、なんとか取り戻したかったのだろうか。

仕事場に置かれたままの作りかけの畳の前に座った弥平は、畳針を手にした。だが、ブルブルと震え続け、力の入らない手では、どうやっても畳に針を刺し通すことはできなかった。

やがて、気落ちした表情に変わった弥平は、黙って自分の寝床に戻り、二度と仕事の話を口にすることがなくなった。

弥平が床に就いて5年ほどたったころから、峰子の家を一人の医師が頻繁に訪ねてくるようになった。1968（昭和43）年に熊本大学医学部を卒業し、1972（昭和47）年4月から峰子の家の近くにある水俣保養院に勤務していた藤野糺《ただし》医師だった。

精神神経科医の藤野医師は、1971（昭和46）年1月に結成された「公害をなくする県民会議医師団（県民会議医師団）」の事務局長となって、自費で水俣まで頻繁に出向き、被害者の診察活動をおこなってきた。そして、水俣に定住して患者への診察を継続するため、出月にある精神科の病院、水俣保養院の医師になっていたのだった。

藤野医師は保養院での日常診療のかたわら、医療が届かず人知れず被害に苦しんでいる水俣病患者の家を精力的に訪ね、診察していた。寝泊まりしたり一緒に魚取りの網を引いたりして、水俣病患者を生活の中から診察しようとしていた。

さらに、水俣に近い女島《めしま》や田浦町《たのうら》などで集団検診を実施し、メチル水銀による被害が広大な範囲に広がっていることを明らかにするとともに、埋もれている水俣病患者の発掘作業にも力を入れていた。

藤野医師を中心とした医療活動はやがて、「日常的に診察してくれる医療機関がほしい」という水俣の患者たちの強い願いと結びついていく。地域住民を中心に建設委員会が立ち上げられ、1974（昭和49）年1月には多くの住民たちの後押しによって、チッソ水俣工場の目の前に、水俣診療所が開設された。

所長は医師の藤野。看護婦に、この診療所にくる直前まで水俣市立病院附属湯之児病院のリハビリテーションセンターに勤務していた上野恵子をはじめ、久保山照子、伊藤叶子、坂本サダエの4名。事務職に事務長の中山徹、井本彩、松田寿生という8人の体制で、年明け早々、1月5日から診療を始めた。

その水俣診療所の医療スタッフが、この年の5月ごろから、寝たきりになった弥平のもとを入れ代わり立ち代わり訪れるようになっていた。藤野医師は日常診療の合間に頻繁に往診にやってきたし、上野たち看護婦もきて、「訪問看護」を実施してくれた。

実は、訪問看護が保険収載され、正式に医療行為として診療報酬が出されるようになるのは1984（昭和59）年になってからだった。水俣診療所では、診療報酬が出されるようになる10年も前から、無報酬で訪問看護を実施していたのだった。

そこには、「リハビリをおこなえば、水俣病患者でも機能回復ができ、ある程度までは生活能力を取り戻すことができる」という、湯之児病院で実践を積み重ねてきた上野の信念ともいえる医療観、看護観があった。

上野たちは、畳の上にふとんを敷いて寝ていた弥平にベッドの使用を勧め、まず自力で寝返りが打てるように訓練をした。それから少しずつ弥平の体を起こして、足をベッドの端から下ろして座る端座位ができるようにしようとリハビリを続けた。

そんな水俣診療所の看護婦たちの看護やリハビリの取り組みを、峰子は言葉にできない複雑な思

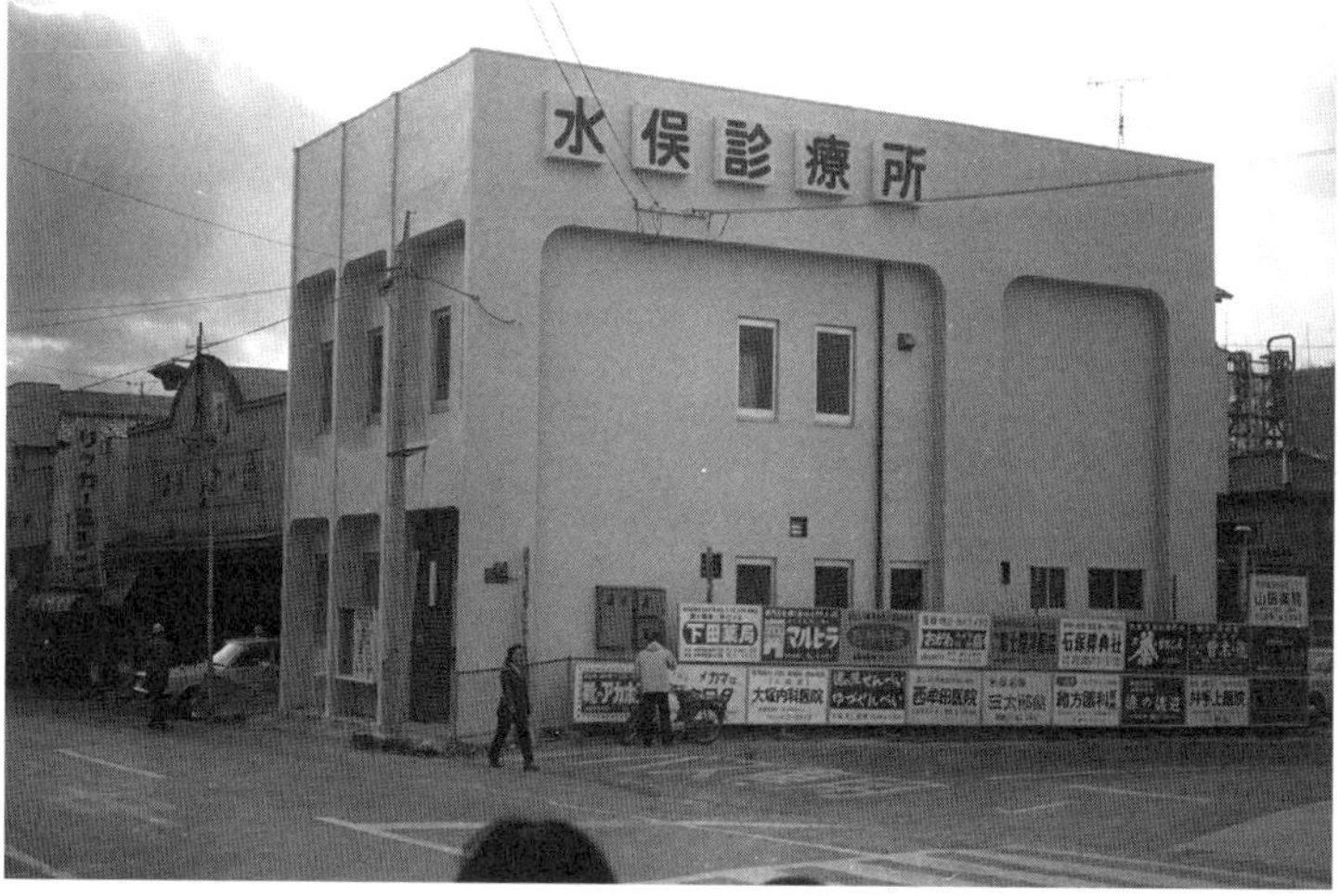


チッソ水俣工場の目の前の水俣診療所

いを抱きながら家の中で見つめていた。

中学校を卒業後、水俣市内の民間病院で働きながら看護学校に通った峰子は、1971（昭和46）年3月に准看護婦の資格を取得。その後、水俣市立病院で看護婦として4年ほど勤務した。

ところが、20歳になったころ、峰子は突然、病院に辞表を提出し、大阪に住む姉を頼って家を飛び出してしまった。

社会に出てますます耳に入ってくるようになる、水俣病への偏見や差別。重苦しい水俣の地に育った境遇への嫌悪感。親に対する複雑な感情などが重なり、目の前の現実から逃げたいという気持ちが募った末の衝動的な行動だった。

だが、何の計画性もない「家出」はすぐに破たんしてしまう。峰子は数日もしないうちに兄に連れ戻されて、職を失ったまま、父親の介護をしながら悶々とした日々を送るようになっていた。

上野たち水俣診療所の医療スタッフが弥平の訪問看護にやってきたのは、峰子がそのような宙ぶらりんの不安定な状態にあるときだった。

患者の思いを汲み取り、患者に寄り添うように治療を続ける藤野医師。弥平が少しでも機能回復ができるようにと、無報酬にも関わらず献身的に看護やリハビリに取り組む上野看護婦たち。そうした医療スタッフの姿を目の当たりにした峰子の心の中には、「私が今まで見てきた病院の医療とは、全然違う。この人たちは、なぜここまですっとやろか」という疑問が芽生え始めた。

上野たちからリハビリを受け始めて数カ月がたつと、弥平は自力でベッドの端に腰かける端座位ができるまでになった。起き上がって看護婦たちと話をする父親の顔には、倒れてから何年も忘れていた穏やかな笑みが浮かぶようになっていた。

そのころの弥平の様子を上野は、水俣診療所・水俣協立病院の『患者とともにあゆんで　12年の軌跡』に次のように書き残している。

「週に1～2回、出月まで自転車で通いました。最初寝返り練習から始めました。1カ月ほどで寝返りができるようになり、まもなく座位も可能となりました。……暑い夏、自転車で汗ばみながらやっと弥平さんの家に着き、笑顔でお茶を飲んでおられる姿を見たとき、看護婦冥利に尽きる喜びを感じたことが思い出されます。……」

峰子は、安堵感と驚きが入り混じった気持ちの中で、父親の笑顔を見つめた。

「峰子さんも、私たちと一緒に看護の仕事をしない？」

上野が峰子に誘いの言葉をかけたのは、そのころだった。

准看護婦として働いていたという峰子の経歴を知った上野が、父親に笑顔を取り戻してくれた看護を「ともにやろう」と語りかけてくれたのだ。峰子の心は動いた。

「もしかしたら、この人たちの診療所には、自分が経験したことのない本物の医療があるのかもしれない」

峰子の心の中には、水俣診療所の医療をもっと知りたいという気持ちが湧き上がった。

ほどなく、峰子は再び看護の仕事に復帰する決心をした。1974(昭和49)年10月。21歳の秋に、峰子は水俣診療所の職員として働き始めることになった。

## 「やっぱり金がほしかとね」――親の認定申請に揺れる心

水俣の人びとが「キビヨ」と呼んで恐れた病、水俣病は、チッソが流す廃水に含まれていたメチル水銀が魚介類に蓄積し、その魚介類を多食したことが原因だった。その事実は、しだいに多くの人びとの口に上るようになっていった。

1968(昭和43)年5月、チッソ水俣工場はメチル水銀生成のもととなったアセトアルデヒドの製造を中止。その4カ月後の9月26日、政府は、水俣病はチッソ水俣工場の廃水が原因の「公害病」だと認定した。

翌1969（昭和44）年6月には、原因企業とされたチッソを相手にして慰謝料を求める、水俣病第一次訴訟が提訴された。

「お父さんも、具合悪かけんね。やっぱお父さんも、水俣病やろか……」

裁判が提訴されたころ、母親が不安げに、そうつぶやくことがあった。手足にマヒがあって手がブルブルと震え、言葉もまともに出せなくなった弥平は、水俣病と考えても不思議ではない症状を見せていた。だが、「水俣病は漁師の病気」という考えが一般的だったこのころ。漁師ではない畳職人だった弥平と水俣病を結びつけて考える医療関係者は、ほとんどいなかった。

1970（昭和45）年8月には、それまでに水俣病の認定申請を熊本県から却下された患者たちが、厚生省に対して行政不服審査請求を起こした。水俣病が典型的な公害としてクローズアップされ、全国的な関心が高まる中、1971（昭和46）年8月には、その年に発足したばかりの環境庁が、熊本県の出した認定棄却処分の取り消しを裁決した。

その同じ日、環境庁は水俣病の認定基準ともいえる事務次官通知「公害に係わる健康被害の救済に関する特別措置法の認定について」を出した。その通知は、水俣病の認定要件を次のように規定していた。

「四肢末端、口囲のしびれ感に始まり、言語障害、歩行障害求心性視野狭窄《きょうさく》、難聴などをきたすこと。また、精神障害、振戦《しんせん》、痙攣《けいれん》その他の不随意運動、筋強直などをきたすこともあること……」

その上で、これらのうちいずれかの症状がある場合は、すべてが明らかに他の原因によるものである場合を除いて、魚介類に蓄積された有機水銀の経口摂取の影響が認められれば、他の原因があるときであっても、これを水保病の範囲に含むとした。

すなわち、この時点で国は、汚染された魚介類を摂取した経歴があり、四肢末端のしびれなど水俣病に特有の症状が一つでもある場合は、水俣病と認定されるとしたのだった。

この事務次官通知が出されたことによって、多くの患者が水俣病と認定されていくようになった。水俣病申請者の認定率は、それまでの41％から、通知が出された直後の1971（昭和46）年から1973（昭和48）年6月にかけては76％以上に上った。

1973（昭和48）年3月には水俣病第一次訴訟に対して、安全確認を怠ったチッソの過失を認定し、被害者原告に一人あたり1600万から1800万円の支払いを命じる原告勝訴の判決が出された。

さらに、その勝利判決から4か月後の1973（昭和48）年7月、水俣病の被害者で結成する各会派が、第一次訴訟で出された補償金額と同等の一人あたり1600万から1800万円の慰謝料を受け取ることと、年金や医療費などをチッソが負担するという内容の協定をチッソと結んだ。

この協定が結ばれた直後から、認定申請者は急増していく。前年には500人程度だった申請者数は、2000人近くにまでふくらんでいった。

水俣病の責任がチッソにあることが明らかにされ、被害者への補償が進められるようになると、同じ地域に住みながら、補償を受けた人と受けられない人の間に、しだいにギクシャクとした感情が生まれていった。

「よさよさ。あん人たちはよかね。水俣病じゃていえば、うんと補償金もらえるもんね」

家の近所で大人たちがそう語り合うのを、多感な年齢になった峰子は複雑な思いで耳にしていた。

もし、父、弥平の症状の原因が水俣病で、補償金が入ることになれば、収入が途絶えた家の生活がどれほど楽になるだろう。しかし、補償金を目当てに認定申請をすれば、世間からはどんな目で見られることか。

「うちは漁師じゃないけん、水俣病も補償も関係なか」

峰子は金銭に執着しそうになる自分の思いをふり切るように、「父も水俣病なのではないか」という疑念を心の片隅に押し込めようと努力した。母親も、どれだけいろいろな人に認定申請を勧められても、「見苦しか。ゼニのほしかちいわれるもんね」と断り続けていた。

しかし、弥平は峰子が18歳になった1971（昭和46）年に、水俣病の認定申請をした。

出月に住む人びとの世話役のような活動をしていた川本輝夫が、地域を回っては住民たちに認定申請を勧めていた。峰子の家にも何度もやってきて、「申請ばしてみらんか」と弥平に話しかけた。その川本の勧めを、弥平はとうとう受け入れたのだった。ほどなくして、母親も同様に認定申請の手続きをした。

「あぁ、やっぱお父ちゃんもお母ちゃんも、金ほしさに申請すっとやな……」

峰子の心の中には、親に対する強い不信の気持ちが湧き上がった。

世間のうわさで、水俣病の原因がチッソの流した廃水に含まれていたメチル水銀だということはわかっていた。だが、それが公害という犯罪的な行為であり、被害者は当然の権利として補償金を要求しているのだというところにまでは、まだ思いをめぐらせることができなかった。

「水俣病患者は金がもらえていい。あんなに金をもらえるなら、自分たちも水俣病になりたいぐらいだ」。人びとのささやきが聞こえてくるたびに峰子は、両親の認定申請が後ろめたく、恥ずべき行為のように思え、耳をふさぎたい気持ちになった。

申請をすると、弥平はすぐに「第101号」の水俣病患者と認定され、補償金が支払われた。

そうなると、人びとの妬みの矛先は池田家の家族全体に、当然峰子にも向けられるようになった。

「あんたがご両親も、ゼニもろうてよかねえ」

勤務していた病院で、峰子は同僚や先輩看護婦から毎日のように嫌味な言葉を浴びせられたり、嫌がらせを受けるようになった。

「お父ちゃんたちが水俣病の補償金を受けたけん、私が周りからこんなふうにいわれなければならなくなったんや」

20歳のときの衝動的な家出は、こうした環境からなんとか逃れたいという気持ちに突き動かされたものだった。

けれども、あれほど多くの人たちから蔑まれ、嫌味をいわれた「水俣病認定患者」である父親を、水俣診療所の医療スタッフは親身になって看護してくれる。

　こんな病気になったのは、かかった患者自身が悪かったからではないのか。認定を受けて補償金をもらうのは、恥ずかしい行為ではないのか。水俣病の本当のことを知りたいという気持ちを強くしながら、峰子は看護婦として水俣診療所での勤務を始めた。

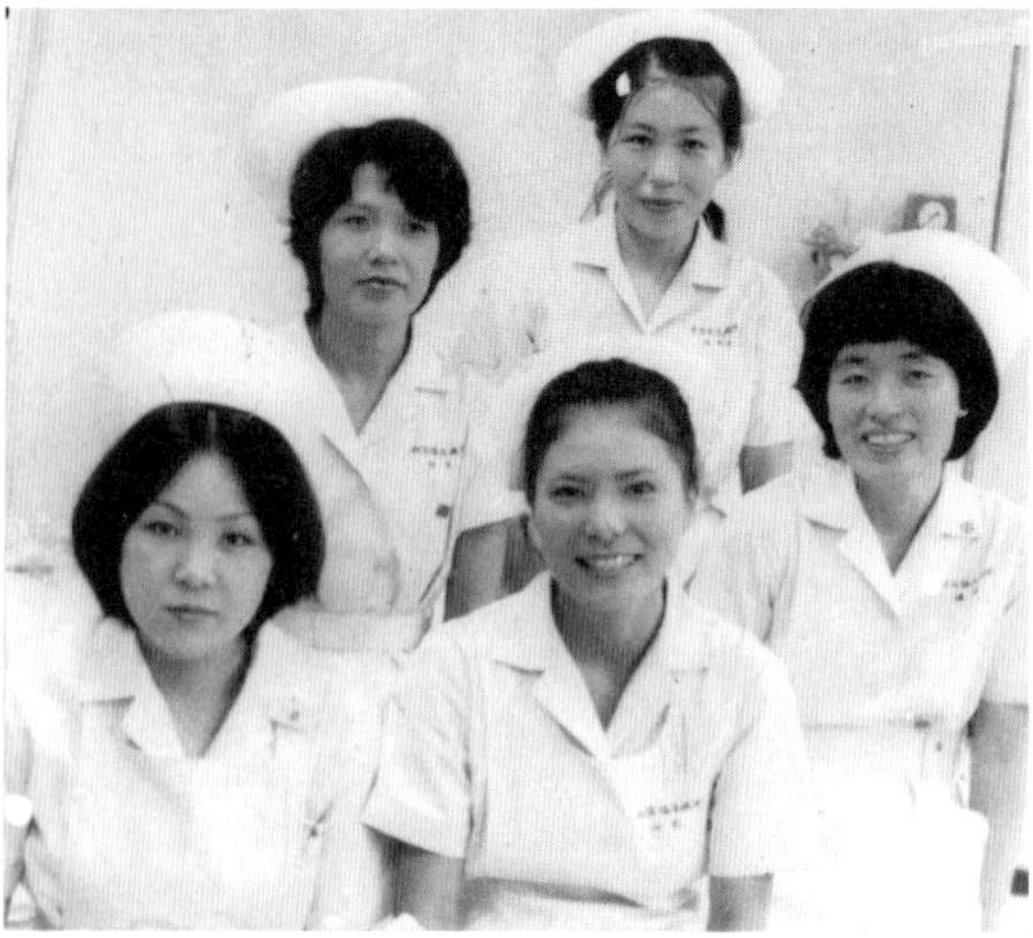
看護婦として人間として成長し始めた峰子（中央）

## 社会に開かれゆく目――本当の責任は誰に

　水俣診療所で事務長となった中山徹は、水俣から少し北にある田浦町の東海電極という企業に勤める労働者だった。労働組合運動などをしていた関係から、藤野たち県民会議医師団が田浦町で実施した水俣病検診を手伝うようになった。

　熊本県は１９６１（昭和36）年ごろに、不知火海沿岸住民の毛髪水銀調査をした。その結果をまとめて、同年５月に報告していた。この調査で測定された田浦町住民の毛髪水銀値を、熊本県議会議員を通じて医師団は入手した。そして、数値の高かった人を中心に対象者として、県民会議医師団が住民検診を実施したのだった。

検診は平日の夜など何回かに分け、知り合いの住居を借りて4、5人ぐらいずつ集めておこなわれた。検診には医師団の医師が数人くることもあったし、藤野医師だけのときもあった。検診がおこなわれるときには中山も加わって患者に問診をし、職歴や魚介類をどれぐらい食べたかという生活歴などを聞く役割をこなした。

佐賀県出身で水俣から少し離れた田浦町に住んでいたこともあり、中山には水俣病についての知識はあまりなかった。だが、田浦町の住民たちから聞き取り、検診を進めていくにつれ、メチル水銀の被害の深刻さと広がりを、中山は実感させられることになった。

水俣病被害の現実に触れたこと。そして、被害者を救おうという熱心な医師たちに心を動かされたことで、中山は勤めていた会社を辞め、水俣診療所に建設の段階から加わり、事務長になったのだった。

同じように、開設時から水俣診療所の事務職員となった松田寿生は水俣で育ち、父親はチッソの社員だった。

青年になってからは東京に出て、自動車会社の工場で仕事をしていた。水俣病第一次訴訟が提訴されたニュースなどは聞いていたが、水俣病はそれほど身近なものだとは思っていなかった。

1973（昭和48）年の後半に帰郷してみると、おじもおばも水俣病に認定されていて、親戚にもたくさんの被害者が出ていた。姉夫婦が水俣診療所の建設活動に携わっていたこともあり、松田も建設の段階から水俣診療所に加わった。

民主医療機関連合会（民医連）に加盟している北九州の病院で医療事務などの研修を受けた後、開設と同時に事務職員となった。

水俣診療所が診療を始めた1974（昭和49）年1月5日は、土曜日だった。半日だけの診療だったが、受診にきた患者は35人と予想していたよりも多く、職員たちが昼食を口にできたのは午後3時半ごろになってからだった。地域の人たちから、「水俣病の診療所」がどれだけ待たれていたかを示している患者数だった。

診療所が開所した初期のころは、藤野医師が水俣保養院で診ていた患者が、藤野医師を頼って来所するケースが多かった。だが、水俣診療所の患者数は日増しに増えていった。1日の患者数はすぐに100人を超え、多い日には180人ぐらいにまでなるほどだった。

診察を待つ患者はいつも待合室には入りきれず、2階に上がる階段にまで並んで腰かけていた。患者たちの履き物は、玄関におさまらず、道路の真ん中近くまであふれ出てしまっていた。

チッソ水俣工場の廃水が原因の公害病であることが明らかになったとはいえ、水俣病に対する偏見や差別が鎮まることはなかった。水俣診療所に対しても、「あそこの診療所は水銀を注射して患者を作り出している」という荒唐無稽なうわさが流されたり、診療所にごみが投げ込まれたり、往診車が傷つけられたりするなど、妨害や誹謗中傷は頻繁に繰り返された。

水俣病の診察、診療をしてくれる医療機関がほとんどない中、患者たちは人目を忍ぶようにしながら診療所にやってきた。地域の人たちからすれば、水俣診療所に通うことは水俣病にかかっていることを、そして、認定申請をしようとしていることを意味していたのだ。

膨大な数の患者数を診る日常診療だったが、新たな水俣病患者への診察、埋もれている患者の「掘り起こし検診」も、夜間や日曜祝日を中心におこなわれていた。

この診療所に入職してすぐに、峰子は今まで勤務してきた医療機関と、水俣診療所がまったく違っていると感じることがいくつもあった。

最初に戸惑ったのは、職員のほとんど全員が参加しておこなわれる会議の多さだった。通常の診療だけでなく、夜間や休日の水俣病検診が頻繁にあって多忙を極めている。それなのに、わずかな空き時間を埋めるようにして、診療所の会議は毎週何回も開かれた。

医療機関は、患者の病気やケガを治すためにあるところ。看護婦は医療行為が仕事。そう考えていた峰子には、「なんで私みたいな看護婦が会議に出ないかんのやろ?」と不思議に思われた。

とりわけ、毎月1回開かれる全体会議では、新人看護婦の峰子も意見をいわなければならなかった。来所している患者さんの日常診療について、注射などの処置について、薬の受け渡しについて……。事務職なども含めて、一人ひとりの職員がすべての患者さんへの診療所の対応に関して、反省や改善への考えを出し合うのだった。

医師と自分たち看護婦との関係も、水俣診療所はこれまで勤めてきた医療機関とは違っていた。

今まではどこでも、何よりも医師が絶対的な権威のある存在として扱われていた。医師のいうことに看護婦はすべて忠実に従わなければならなかったし、意見や自分の考えをいうなどということはあり得なかった。ところが、水俣診療所ではすべての職員が自分から考えをいい、医師が他の職員の主張に従うことさえあるのだった。

とりわけ、峰子の父親である弥平のような在宅の患者、中でも「病院が嫌いな」患者については、医師と看護婦の主張が分かれるケースが少なくなかった。

「自分で食事が食べられなくなって、持続点滴をせんといけん容態になっとる。もう入院させて体力をつけさせせんと、短命になってしまうけん入院させせましょう」

容態が限界まで来ているので、早めに入院させたほうがよいと、藤野医師は医療の立場からの見方を主張する。一方で、「絶対に入院するのは嫌だ。このまま家で過ごしたい」という患者の願いをよく知っている婦長の上野は、入院措置に納得しようとしない。

「いえ、患者さんにとっては、行きたくないところに行けば生きる意欲を失って、よけいに命を縮めることになってしまいます。今のまま家でできる治療を続けるほうが、本人にとっても生きている価値は高いはずです。できる限り、在宅で看てあげたいと思います」

こうした話し合いになると、藤野医師も上野もお互いの意見を譲ろうとしなかった。傍《はた》から見るとまるで喧嘩をしているような剣幕で、二人は議論を続けた。まだ漠然とした医療観しか持っていなかった峰子は驚きながらも、「どちらのいうことも正しことだな」と思いながら、黙って成り行

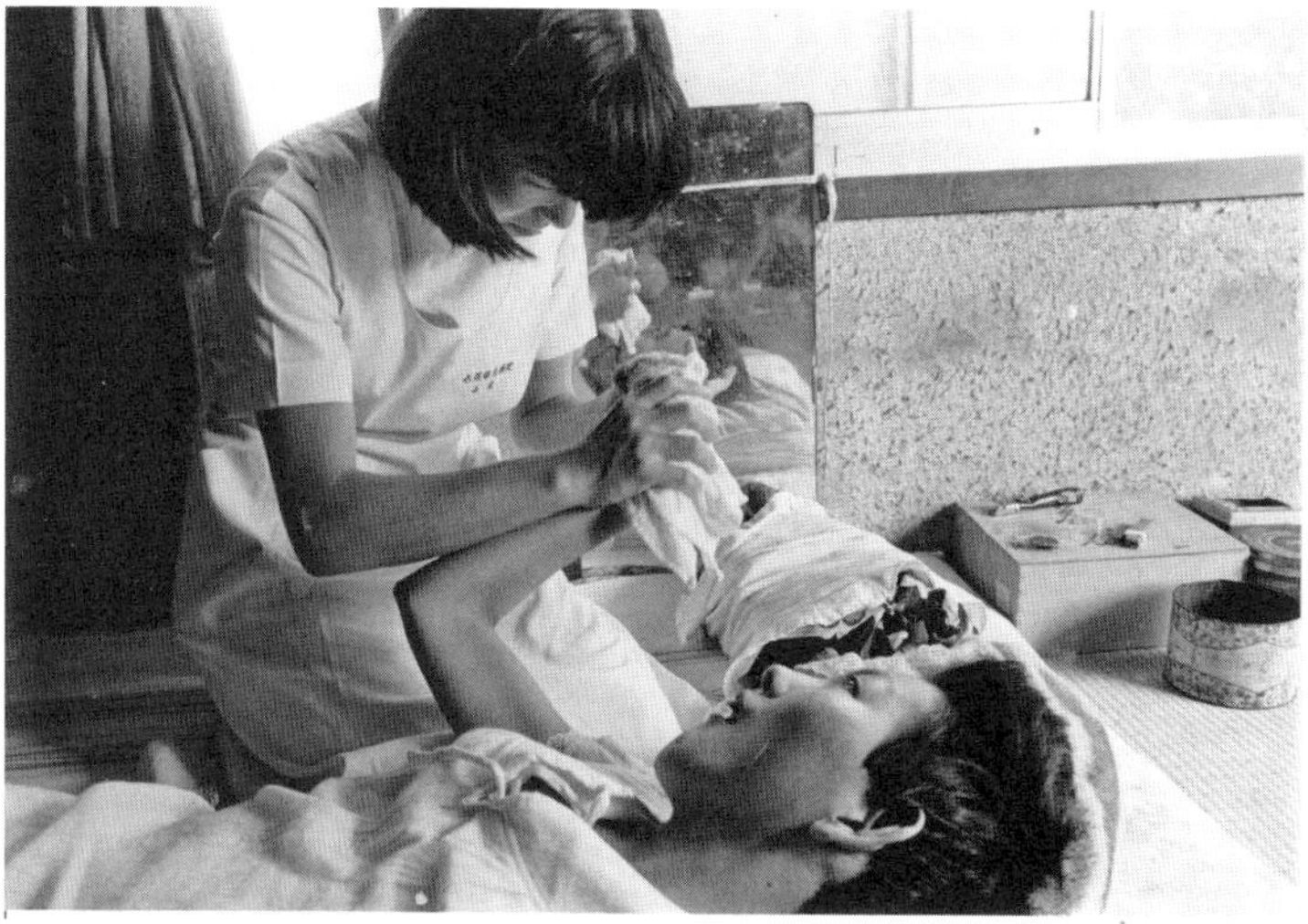

水俣病患者の家庭に出向いて看護

きを見ていた。

もちろん藤野医師も、患者に対しては誰にも負けない強い思いやりを持っていた。弥平のもとへ頻繁に往診にきて、弥平を笑顔にしてくれる藤野医師のことを峰子の母親は、「なんさまよか先生。まっこてよか先生」といって慕っていた。

水俣病のような社会悪に対しては、「誰かが儲かるからといって、人の命を奪ってよかですか。そげなことは、絶対に許しておけんですたい」と憤慨する正義漢でもあった。

それでも、どこまでも患者の立場に立ってその思いを代弁できるのは、看護婦の強みなのだと峰子は感じた。弥平への訪問看護で見られたような、患者の暮らしの中にまで入っていき、可能な限りの看護を貫いているからこそ、上野たち看護婦は医師と対立しても患者の思いを主張できるのだろう。ここまで患者に近づく看護ができれば、何にも負けることはないはずだと峰子は思った。

上野との議論になると、最後に折れて自説を引っ込めるのはきまって藤野医師の側だった。

「まあ、よかですたい。上野さんがそういうならそうしましょう。しかし、こん人はガンコな人ですなあ」

藤野医師があきれるようにそう口にする言葉を聞いて、スタッフはまた日常診療に戻っていくのだった。

水俣診療所で働き始めてしばらくたったころ、峰子にとって生涯の伴侶となる山近茂が事務職員としての研修を終え、診療所での勤務を始めた。年齢が近かった峰子は、日々の医療行為や会議の中で出会ったわからないことを、よく茂に話した。茂は、峰子が疑問に感じていることに、ていねいに答えてくれた。

今まで勤めた医療機関と違って、水俣診療所では医師と看護婦が侃侃諤諤《かんかんがくがく》の議論を戦わせている。そのことに自分は驚いたと話すと、茂は「それが民主主義っちゅうもんたい」と当然のような顔つきでいった。

ちょうどこのころ、水俣に住む青年たちが中心になって、「水俣病問題研究会」という勉強会が始められていた。峰子はしばらくたってから、茂に誘われてこの研究会に顔を出すようになった。

水俣病はいつから、どのようにして始まっていたのか。原因はどこにあったのか。被害者の救済には、何が必要なのか。誰が責任を負うべきなのか……。研究会には水俣病被害者の会の人たちや学校の先生などがきて、わかりやすくいろいろな話をしてくれた。

社会科学の勉強のような内容も多く、峰子にとっては、研究会で話されている中身のほとんどはわからなかった。だが、わからないことがあればまた茂に質問して、理解するように努めた。

資本家や労働者がいる世の中の仕組みは、どうなっているのか。水俣病のような公害が発生した原因は、どこにあるのか。……研究会や茂との話の中で峰子はしだいに、社会に対して自分の目が開かれていく思いを感じた。

「お父ちゃんもお母ちゃんも、金がほしくて認定申請をしたと。恥ずかしい」

あるとき、峰子はずっと心の中に引っかかっていたことを、どう思うか茂にたずねてみた。すると、茂はきっぱりとした口調でこういった。

「この世の中には、人のいのちや健康を奪ってでも、自分の富を得ようとする人たちがいるとたい。その代表的なものがチッソであり、同じような大資本や。被害を受けた人たちは、普通に暮らして魚を取ったり食べたりしていただけたい。それで水俣病になったんは、害があるとわかっていながら会社が水銀を垂れ流したからや。だから補償金は、当然の償いとして、受け取ってよかったい。その補償金にしても、一時的なものではなく、働けなくなった被害者は生活も保障されてしかるべきで、あんた自身も家族として、水俣病の被害者なんやけん」

水俣病患者たちは、金が目当てで認定を受けるのではない。健康も生活も奪われた者の権利として、補償を受けているだけなのだ。茂の言葉を聞いて、峰子は「ああそうか。自分たちは、何も恥ずかしいことはなかたい。人から責められることもない」と救われるような気持ちになった。

自分はこの水俣からも家族からも、自分の人生からも逃げ隠れしなくていいのだ。そう確信させてくれる、茂をはじめとする多くの仲間たち。水俣病患者救済のために、献身的に日々の医療活動に邁進《まいしん》している診療所の医療スタッフ。多くの人びととの出会いが、峰子の心に少しずつはっきりとした気持ちを形作っていった。

「この診療所でなら、自分はやっていける」

峰子はくすぶっていた思いをぬぐい捨てるように、水俣診療所での看護婦としての仕事にのめり込んでいった。

## 医療集団の一員となって

水俣病の認定申請をするための患者の診察は、日常診療の中でも毎日のようにおこなわれた。水俣病の症状は全身に様々な様態で出てくる上に、患者の生活歴や居住歴、職歴なども詳細に調べなければならない。一人の患者の診察にかかる時間が長くなるので、問診では事務職員が聞き取りをするなど、診療所総がかりで手分けをして診察に当たるような状態になっていた。

そのような診察も、日常診療の合間では、１日にせいぜい一人か二人しか診られない。自分からは診療所にこられない患者への往診は頻繁におこない、それ以外にも、「掘り起こし検診」も継続して実施していた。

1980（昭和55）年3月に発行された『医療の原点をめざして　水俣協立病院2年間の記録』によると、水俣診療所開設直後の1974（昭和49）年2月までに県民会議医師団が検診した水俣病の患者数は158人。診療所開設以降は、桂島、出水市名護、芦北町計石《はかりいし》、獅子島、田浦町、御所浦島など各所で検診を実施し、1979（昭和54）年12月までに1042人を診察している。

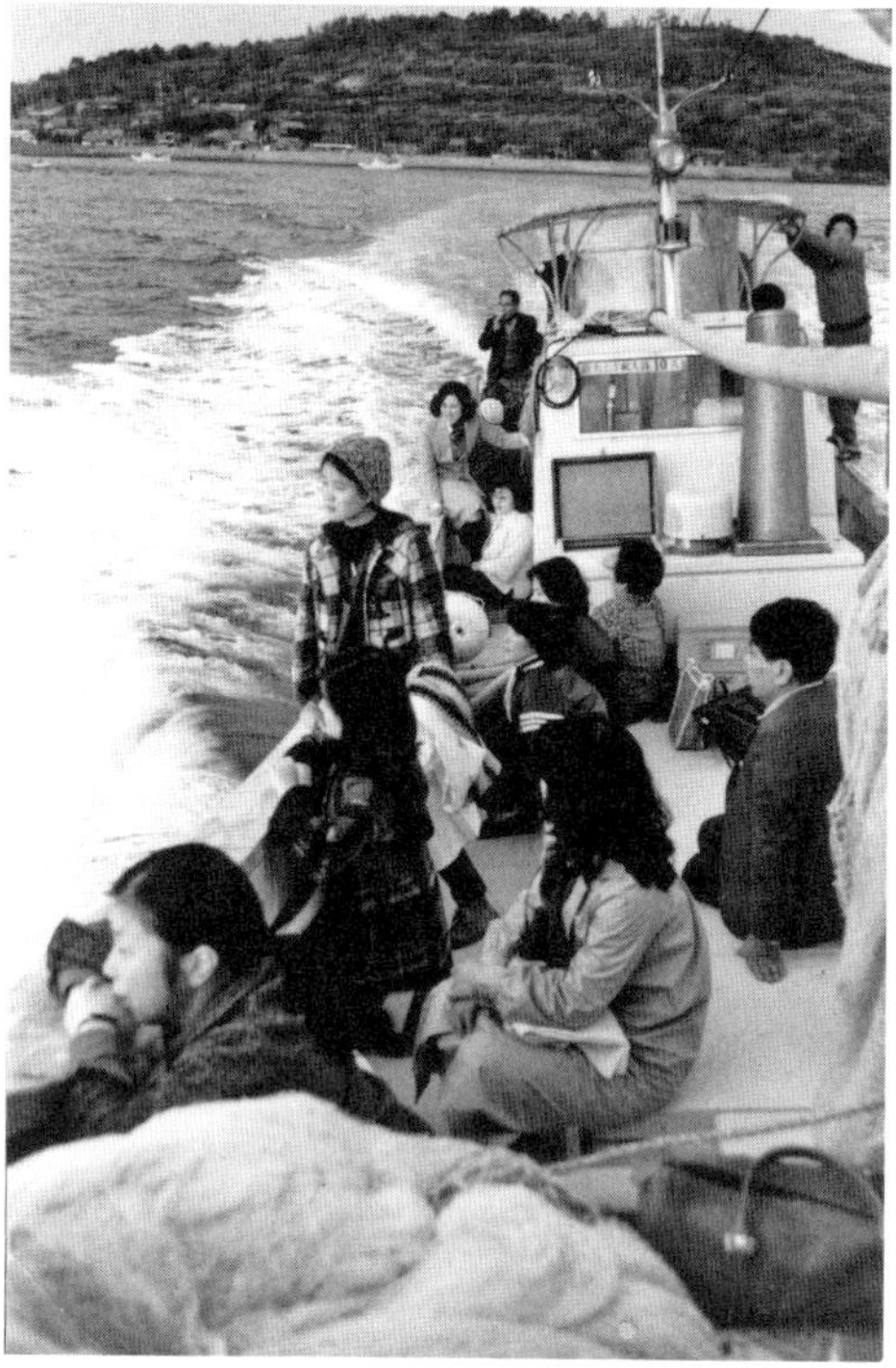
離島の集団検診に向かう医療集団

集団検診に関しては、いつ、どこの地域でおこなうかは、診療所の全体会議の中で話し合われた。峰子も、まだ何のために出張してまで検診をやるのかよくわからないながら、赤崎、女島、計石、田浦などほとんどすべての地域の集団検診に同行した。

集団検診をおこなうときには、事前にその地域を職員で手分けして回り、検診について広報活動をする必要があった。

「こんど、あの方の家で水俣病の検診ばしますけん、皆さんも受けんですか？」

被害者の救済につながる検診活動だったが、水俣病への偏見を意識して気が重くなることもあった。まだ検診の意義がよく理解できていない峰子は、最初は隠れるようにして地域の家を回り、小声で呼びかけるのが精一杯だった。

けれども、集団検診をおこなえば、必ずその地域のほとんどの人が水俣病の症状を持っているのが通例だった。他の医療機関の多くが水俣病患者を相手にしてくれない中、認定申請への道が開けることで、患者たちは誰もが感謝の言葉を口にしてくれた。そうした経験の積み重ねが、峰子の心の中に「自分たちはいいことをしているんだ」という確信と誇りを育てていった。

峰子が水俣診療所に就職した直後の１９７４（昭和49）年10月。水俣市の南西約12㎞の不知火海にある桂島で、集団検診がおこなわれた。この桂島検診は、転出者も含む島の30歳以上の住民65人すべてを検診する、「悉皆《しっかい》調査」として重要な意義を持つものとなった。

この桂島では１９７３（昭和48）年に、鹿児島大学第三内科教室が鹿児島県の依頼を受けて一斉検診を実施していた。その鹿児島大学の検診結果では、「島内居住者には水俣病患者は一人もいない」と報告されていた。

だが、島から水俣市内に転出し、水俣診療所に通院している人の中に、水俣病に認定される患者も何人かいた。その患者たちの口から、「島には自分よりもっと症状の重いもんがいっぱいおる。

島のもんを診察してくれ」という要望が出されていたのだった。

出月という水俣病の多発地帯に生まれ育った峰子だったが、泊まりがけで入った桂島での検診は驚くことばかりだった。

食事の時間になると、まず大きな皿に山盛りの魚が出された。他に目立ったおかずはない。「主食は魚」というぐらいで、ご飯の量と魚の量が自分たちとはまったく逆だと思った。夜遅くまで話を聞いて寝る前になると、「腹減らんか?」とまた魚を出してくれる。

「これだけ魚をたくさん食ぶっと、魚が汚染されていたら病気になるなあ」

聞き取りをするまでもなく、峰子は島民たちの食生活が水俣病に直結するものであることを感じた。

患者たちの症状については、水俣病が原因なのか別の病気が原因なのかは、安易に判別することはできない。たとえば、手のしびれや震えの原因が「頸椎症」から起きるものではないことを明確にするためには、頸椎だけで7枚のレントゲン写真を撮る必要がある。そのため、患者たちには後日、船で水俣診療所まできてもらい、何枚ものレントゲン写真を撮影した。

写真が得意な事務職の松田がレントゲン写真を現像し、乾燥させるために診療所の廊下に何枚ものフィルムが吊り下げられることになった。

ただでさえ過疎の島で、島民の多くが水俣病に侵され、島で唯一の産業である漁業も衰退してきている。検診の中で出会った、島の分校で教鞭を執る若い教諭が、まるで世の中から捨て去られたような島で暮らす淋しさ、焦燥を語ったのが峰子の心に強く残った。

民医連の応援も得て、何人もの医師、看護婦、さらには栄養士などの力で実施された桂島検診の結果は、すべての受診者について「水俣病」もしくは「水俣病の疑いが濃い」という、鹿児島大学第三内科の報告とはまったく逆のものになった。この桂島検診の実績は、後に未認定患者の行政不服審査請求の根拠となり、「水俣病とはどのような病気か」という病像論争の基盤となっていった。

こうした集団検診は通常、診療所が休診になる休日に実施された。参加する医師や看護婦、事務職員たちは、報酬も手当も出ない無償のボランティアでの活動だった。

峰子は最初のころ、「この人たちはなぜ給料も出んのにこんなに一生懸命なんやろ」と不思議に思っていた。「患者のためにできることは何でもせんといかん」と語る藤野医師の熱意が、みんなを突き動かしているということだけはわかった。

だが、実際に診察や検診に参加し、患者たちの暮らしの中にまで入ってその現実を知るうちに、他の職員たちと同じように、自分自身があたりまえのように患者たちのために動いていることに気づいた。

水俣診療所のすべての職員が、最初から高潔な意識や献身的な気持ちを持って診療所に勤めたわけではない。

開設当初から勤務していた坂本サダエは、特別養護老人ホームで助手のような仕事をしていたとき、上野の知人から声をかけられて水俣診療所に入った看護婦だった。水俣市の北隣にある津奈木町の出身で、家の前の川に魚が浮いていたり、猫がメチル水銀中毒の症状で狂ったように踊っている姿を目にしたりしたこともあった。だが、水俣病の知識はあまりなく、水俣診療所が患者救済に力を入れている医療機関だということも、よくは知らずに就職した。

水俣診療所の2階には、患者たちが理学療法を受けるスペースがあった。看護婦たちは階段を上り下りするたびに、並んで座っている患者たちに声をかけた。ホットパックで温熱療法を施している時間に、患者と言葉を交わした。患者たち誰もが口にする、全身に様々な症状が出る水俣病の辛さ、漁に出ることができなくなり、駅で機関車のこぼした石炭クズを拾って燃料にするほど生活に窮している現実……。水俣病の深い知識のなかった坂本の心に、患者たちの話は重く響いた。

訪問看護で担当した田中実子さんの家では、小児性水俣病で幼いころからメチル水銀に侵された患者に初めて触れることになった。

訪問看護とはいっても、母親の話し相手になったり、実子さんと一緒に海辺まで歩いていったりするぐらいしかできることはなかった。それでも、いつもは母親の手からしか食事をとらない実子さんが、自分の差し出したご飯を食べてくれたりすると、心が通い合ったような喜びを感じた。

患者の生活を目の当たりにして、初めて知る病気の苦しさ。水俣病の現実に触れることで、職員はそれぞれに水俣病を自分自身のことと感じ、どこまでも献身的に患者救済に尽くす医療集団へと変わっていくのだった。

坂本看護婦は、「水俣診療所は家族的な職場だった」と回顧する。上野婦長をはじめまだ若い看護婦が多く、順番のように子どもが生まれていた。看護婦たちは子どもを診療所に連れてきたりして、交代で小さな子を育てながら診療所勤務をこなした。

峰子自身、診療所に就職して2年後の1976(昭和51)年に山近茂と結婚。その年に第一子が生まれるという中で、日常診療や休日の集団検診などの活動をしたのだった。

人間的なつながりのある温かさの中で、水俣病の患者のためにはできる限りのことをする。救済のために奔走する。それが水俣診療所に集まってきた、医療スタッフたちの日々だった。

このころ、水俣病患者たちはいくつかの患者組織に分裂していた。だが、水俣診療所のような医療集団と結びついているのは、水俣病被害者の会だけだった。

患者の暮らしに入っていき、患者たちと強く結びつく水俣診療所がおこなってきた医療、看護が、水俣診療所時代の4年間で1975人の患者を診察するという実績をあげる原動力となったのだった。

しかし、被害者への補償が進められていったこの時期、一方では、「第三水俣病」の発見やオイルショックなどを契機にして、被害者を強引に切り捨てていく国の見境ない反撃が始まっていた。

## 「昭和52(1977)年判断条件」の真実

1973(昭和48)年に水俣病第一次訴訟で原告勝訴の判決が出され、同年に被害者組織とチッソとの間で補償協定が結ばれると、認定申請者は一気に２０００人程度の規模にまで拡大した。このまま認定患者が急増し、高額の補償金を支払わなければならなくなれば、チッソにも行政にも大変な重荷となってしまうと思われた。

そうした事態に直面した国は、１９７４（昭和49）年から認定患者を極端に少なくし、棄却や未処分の申請患者を増やしていく。記録によると、１９７３（昭和48）年に６３３人だった認定患者数は、１９７４（昭和49）年には58人にまで急減している。

ここから、国による水俣病患者の「大量切り捨て」路線が進められていくことになる。

本来であれば水俣病患者は救済するのが前提のはずだが、水俣病であることを認めず、保留のままにして、ついには切り捨てるやり方が始まっていた。

国にこうしたやり方を取らせたもう一つの背景に、１９７３（昭和48）年秋に始まった「第一次オイルショック」という出来事があったと考えられる。中東戦争の影響で原油が高騰し、石油化学工業の先行きに暗雲が垂れ込めた。足かせとなる公害などの莫大な補償金は、できる限り回避しなければならないという要請が強まった。

そのような事態が起きている最中《さなか》の１９７３（昭和48）年5月、さらに行政側を震撼させる報告が発表される。

熊本県の委任を受けて検診活動を積み重ねてきた熊本大学第二次研究班がこの年5月22日、「10年後の水俣病に関する疫学的・臨床医学的ならびに病理学的研究」の報告を熊本県に提出した。

研究班は同時にその席で、「天草郡有明町の水俣病類似患者について第三水俣病の可能性がある」と発表したのだった。

水俣、新潟に続く新たな水銀汚染の可能性を示唆したこの報告は、全国のマスコミが「有明海に第三水俣病」として大きく取り上げ、日本中が「水銀パニック」におちいるほどの衝撃を与えた。

研究班は当初、水俣病の発生しているメチル水銀汚染地域との対照地域として、非汚染地域であるはずの有明町の住民を検診した。ところが、この有明町の住民の中に、水俣病と区別できない症状の人が８人、「水俣病の疑い」のある人が二人もいたのだった。

有明海地域では６月になって、熊本大学医学部第二病理学教室の武内忠男教授が、１９７２（昭和47）年に67歳で亡くなった男性の保存資料から、水俣病による死亡例と同様の所見が判定されたことを明らかにした。また、６月７日には熊本大学体質医学研究所助教授だった原田正純医師が、同じく有明海沿岸にある大牟田市の58歳の男性を、「水俣病と同一症状の慢性患者」と診断した。

実は有明海に面した宇土市でも、チッソ水俣工場と同様に水銀触媒を使用してアセトアルデヒドを製造する日本合成熊本工場が、１９４３（昭和18）年から１９６５（昭和40）年までの22年間操業していた。この間に使用された水銀は１１１・８ｔで、そのうち５・２３１ｔが未回収のままであると報告されている。

同じような工程でアセトアルデヒドを製造する工場は、すべて１９６８（昭和43）年までに操業を中止してはいたが、全国に８カ所あった。また、さらに多量の水銀を使用する水銀電解法苛性ソーダ工場は、全国で49もの工場が当時も操業をしていた。

水銀の汚染は、全国の海に広がっているのではないか。国民の間に不安が広がる中、山口県徳山市の漁民が、熊本民医連に仲間の診察を依頼してきた。この地域の漁民に、水俣病ではないかと思われる症状が出ているというのだ。

藤野医師たち熊本民医連の医師が現地に出向いて診察した結果、二人の漁民は明らかに水俣病と同様の症状を示していた。その後、この二人の患者の家族や周辺の人びとを診察したところ、水俣病類似患者が徳山にも何人もいることがわかった。

徳山湾では、水銀を電極として使用する苛性ソーダの生産量が全国で1位と2位を占める規模の、徳山曹達《そーだ》徳山工場と東洋曹達南陽工場が操業していたのだ。

1973（昭和48）年6月17日、藤野医師たち県民会議医師団は記者会見で、「徳山湾で第四水俣病発生の可能性がある」と発表した。

「水銀パニック」の衝撃が全国に広がる中、国は厚生労働省と環境庁を通じて、異例の敏速な対応を見せていく。

環境庁は6月12日、第三水俣病と疑われた患者たちの検討を医師や学者にゆだねる、「有明海周辺住民健康調査検討委員会」を設置した。この委員会内に設けられた二つの分科会の一つ「健康調査分科会」では、新潟大学の椿忠雄教授が班長に就任した。

この分科会は椿教授の主導によって、新しい水銀汚染の可能性を指摘した熊本大学第二次研究班のメンバーだった武内忠男教授や立津政順教授たちに対して、初めから報告内容を否定するような方向で会議が進められたといわれている。そして、最初の会合から1カ月足らずしかたっていない3回目の分科会の場で、典型的な水俣病と診断された二人の漁民について、「現時点ではこの2例は水俣病と認めることはできない」と結論づけた。

翌1974（昭和49）年6月、環境庁検討委員会は残る8人の患者についても水俣病ではないとして、第三水俣病を否定。7月には、徳山湾での第四水俣病も否定する結論を出した。

これらの国の動きを受けて、熊本県は武内、立津両教授らを水俣病認定審査会から排除。九州各地の大学や国立病院から、水俣病に関しては「素人」ともいえる医師を集めて、大量の認定申請者を短期間のうちに棄却処分にしていくこととなった。

第三、第四水俣病を闇に葬った環境庁は1975（昭和50）年6月、水俣病の認定基準を整理し直す「水俣病認定検討会」を招集した。この検討会の中心になったのも、新潟大学の椿教授だった。そして、7人の学者による2年間の議論を経た後、1977（昭和52）年7月1日に、環境庁企画調整局環境保健部長通知として、「後天性水俣病の判断条件について」という文書を全国の都道府県知事、政令市市長宛てに出した。

「近年、水俣病の認定申請者の症候につき水俣病の判断が困難である事例が増加してきたこともあって、当庁においては、医学的知見の進展を踏まえ、昭和五〇年六月以降医学の関係分野の専門家による検討を進めてきた。……」

これがいわゆる「昭和52年判断条件」だった。

この文書の中には、次のように記されている。

「一に掲げた症候（水俣病に顕著にみられる諸症候――筆者注）は、それぞれ単独では一般に非特異的であると考えられるので、水俣病であることを判断するに当たっては、高度の学識と豊富な経験に基づき総合的に検討する必要がある。……」

つまり「昭和52年判断条件」はそのように述べて、「症状の組み合わせのある」患者は水俣病と認定されるが、症状が単独である場合は、「高度な学識と豊富な経験に基づき」判断するものとした。

この判断条件が出された翌1978（昭和53）年7月、環境庁は「水俣病の認定に係る業務の促進について」という事務次官通知を関係する県市に送った。この通知が出されて以降、これまで一人ひとりの患者ごとに別の病名をつけて棄却してきた認定審査会が、症状の組み合わせがない患者については「高度な学識と豊富な経験に基づき」棄却する、「大量切り捨て」政策に変わっていく。国はこの時点から、「一症状では水俣病といえない」という水俣病観を、一貫して被害者に押しつけていくことになるのだった。

国の水俣病政策転換に学術側から大きな役割を果たした椿教授は、1974（昭和49）年に「水俣病診断に関する最近の問題点」という論文を著している。

実は、もともと椿教授は「一症状でも水俣病」という病像論を持つ学者だった。だが、この論文を書いたあたりから、持論を方向転換していった。それはなぜだったのだろうか。

当時、椿教授は薬害スモン訴訟で、被害者の側に立つ役割をしていた。１９８４（昭和59）年5月に提訴された水俣病東京訴訟の弁護団には、薬害スモン訴訟の裁判を通じて以前から椿教授と昵《じっ》懇《こん》の間柄の弁護士が数多くいた。あるときその弁護団に、椿教授が次のような発言をしたことがあったという。

「自分たちの判断で（ある患者が――筆者注）水俣病だということになれば、自分たちの退職金よりも多いお金をこの人たちは受け取る。だから、本当はしっくりこない」

椿教授の発言の真意はわからない。だが、多額の補償金が出るという理由から、医学的には水俣病と認めるべき患者への認定を躊躇する、という意味に受け取れる発言だ。

椿教授のこのような水俣病への認識と国の政策が結びついたとき、判断条件がより患者に厳しく、実態を反映しないものになっていった必然性は十分に考えられるのではないか。

「昭和52年判断条件」を策定した認定検討会の座長は椿教授だったが、副座長は鹿児島大学医学部第三内科の井形昭弘教授だった。

今回の本稿執筆にあたって、筆者は２０１４年10月、名古屋学芸大学に在任している井形教授に取材を申し入れた。残念ながら、大学改革中など多忙であることを理由に直接の取材には応じていただけなかった。だが、代わりに井形教授は、「この間の事情について書いたものがあります」として「水俣病の経緯と三内（鹿児島大学医学部第三内科――筆者注）との関係」という文書を郵送してくれた。この文書の中に、「昭和52年判断条件」に関して次のような記述がある。

「水保病の病像は初期には比較的理解しやすかったが時期が経つにつれて複雑となり判断が困難となった。……つまり『水俣病の疑いはあるが確信が持てず、さりとてまったくそうでないとも云えない階層』が増え、これらの症例はすべて保留となったのである。当時同一症例でも医師により、また裁判所判決により判断が食い違う場面が続出した。この経緯からこの時代にわれわれは既に灰色層の存在を意識していた。……私は判断困難な例を無理に認定、棄却に区分すると混乱が起こるのは当然と思っていたが、現実には保留は許されずどちらかに二分して判断せねばならなくなった。この事情を受けて私はいわゆる境界領域の患者の（非水俣病も含めて）一括救済を提唱し、新聞の論壇にその主張を投稿していた。……」

1976（昭和51）年12月の熊本地裁において、認定申請をした患者の審査を遅らせて保留状態にしておくのは違法だとして患者たちが提訴していた「不作為違法確認訴訟」で、原告勝訴の判決が出されていた。井形教授が「境界層」あるいは「ボーダーライン層」と呼ぶ軽症の水俣病患者、すなわち申請しながら「保留」のままにされてきた一症状などの患者への対応を、行政側は迫られていた。

そうした患者に対して井形教授は、「非水俣病も含めて（たとえ水俣病でなかったとしても――筆者注）」救済する方法をとるべきだと主張していたのだと述べている。

しかし現実には、学者たちの認定検討会の中では、「症状の組み合わせがなければ水俣病ではない」とする判断条件が決定されていってしまう。

井形教授は、先ほどの文書の中で次のように続けている。

「この〝水保病像〟は椿先生主導で決定されたが、〝末梢感覚障害が水俣病によるなら良く探せば失調症などほかの症候も見つかる筈〟との議論が根底にあった。従って、疫学条件が濃厚で末梢感覚障害が客観的に器質的障害として確認されるなら認定をしたいとの意見を述べた記憶がある。

現実にこの水俣病像が示されると、不作為は解消し、若干名が保留から認定されるようになった。引き替えに認定に至らない症例は保留が許されないとの理由で、自動的に棄却となり、その結果、〝判断条件〟が独走して〝組み合わせがないと棄却〟との批判を受けることになってしまい、胸を痛めた。

当然ながら棄却になった患者およびマスメディアから判断条件は切り捨て条件と激しく攻撃された。……」

文面からすると、認定検討会の中で井形教授は、「疫学条件が濃厚で、末梢感覚障害などの一症状があるなら、他の症状も見つかるはずだから、水俣病と認定したい」という趣旨の意見を述べたようだ。しかし、現実の判断条件にはそのような考え方は盛り込まれず、水俣病行政は「一症状の患者は水俣病とは認めない」という方向で固まっていく。

判断条件が出された1977（昭和52）年の水俣病認定患者数は20人なのに対して、棄却は551人。翌1978（昭和53）年は認定7人に対して棄却106人。まさに「若干名」が新たに認定されたとはいえ、判断条件が棄却を促進する役割を担ったことは数字からも明らかなのだ。

NHKは2013（平成25）年、「日本人は何をめざしてきたのか」という戦後社会の出来事を検証する連続番組を制作、放送した。このシリーズの第2回「水俣　戦後復興から公害へ」の中で、井形教授は「〝認定基準〟策定者が語る水俣病認定審査の限界」というタイトルのインタビューに答えている。

ＮＨＫアーカイブスに残されているこの番組の映像を見ると、井形教授は「昭和52年判断条件」の中心にいたことを問われ、こう述べている。

「……ただ判断条件といっても条件じゃないですね。読んだらおわかりでしょうけども、水俣病っていうのはこういう症状があったり、こういう症状があったりします。主としてこういうときにこんな症状が出ますと。書いてあるだけでですね、これからは例えば3つの条件がそろわないと棄却しなさいとかさ。そんなことは書いてないんだよ。見たらまことに妥当なね、教科書風なことが書いてある」……

Q：「52年判断条件」というのは教科書的なものだとおっしゃいましたけれども、一般的には複数、感覚障害＋αの症状がないと認定されないというそういうふうなものであるというふうに受け止められてます？

「まぁ、そういうイメージでむかえられた、というかまぁ、そういうふうに運用されたというべきかね。もう一度判断条件読んでください。判断条件は、〝3つそろわないと落としますよ〟と書いてはない。〝通常3つそろう場合が多い〟と書いてあるだけで、でも現実にはまぁ要するに、そろってたら間違いなく水俣病といえるけども、さぁどうかなというようなことで、どうしても棄却になる人が増えちゃったよね」

Q：あえて「52年判断条件」というのは、病像を厳しくくくろうとするものではなかったということですか？

「そういう意図はなかった。結果としてはそう批判を受けちゃったから」

Q：一部にはチッソに対する配慮みたいなものがあるのではないかみたいなことをさんざんいわれたと……。

「そういう気持ちはまったくありません。別にあの、感覚障害だけは水俣病じゃありませんと書いてあるわけじゃないので。そういうことを決定したわけじゃないので。だから私の理解は元々、感覚障害が、本当に客観性のある存在であってね、判断条件というか、疫学条件が濃厚であれば、当然水俣病。……」

Q：そもそも感覚障害だけの水俣病がありうると先生がおっしゃるのは？

「当然ありうる」……

このインタビューで井形教授は明確に、「一症状でも水俣病といえる」という考えを述べている。「昭和52年判断条件」の文章の中にも、「一症状では水俣病とはいえない」とは書いていないと主張している。

しかし、現実にはインタビュアーも言及しているように、「昭和52年判断条件」が出されたことによって、「感覚障害＋αの症状がないと水俣病とは認定されない」という基準で棄却される患者は、膨大な数に上っていったのだった。

被害者を切り捨てる基準となったその判断条件は患者やマスメディアなどばかりではなく、1973（昭和48）年1月に未認定患者が中心になって提訴した水俣病第二次訴訟について、1985（昭和60）年8月の控訴審判決で、福岡高等裁判所から「昭和52年の判断条件というのは、広範な水俣病患者を網羅的に認定するのにはいささか厳格である」と厳しく批判されるものとなった。

水俣病訴訟弁護団の事務局長を務めた板井優弁護士は、2004（平成16）年11月に熊本学園大学で開催された「水俣学講義」において「水俣病裁判と和解」という講演をおこなった。その中で、次のように語っている。

「1977（昭和52）年の判断条件ができるときの学者・研究者が集まった最後の委員会がありまして、それに参加したある医学者のお話を聞く機会がありました。名前は差し障りがあるのでいえないのですが、直接私も話を聞きましたから、その内容をここでいっても構わないと思います。

当時、環境庁の事務次官がその医学者のところに来て、〝水俣病として認定するには、症状の組み合わせが必要ということで判断条件を出す。先生はそれに対して異論がおありのようだから、先生のほうから先には発言をしないでほしい〟と、こういわれたというのですね。環境庁の事務次官から頼まれたことですから、何があったか知りませんが、〝わかりました〟と答えたそうです。この医学者によれば、他の医学者が異論をいうであろうと思っていたそうです。しかし残念ながら、誰もいわなかった。誰もいわないうちに症状の組み合わせでいこうということで、決まってしまった。そういう話をしてくれました。私はその話を聞いて、責任者をしていた椿教授は自分の考えを変えてまでそういうことをいうし、それからさらに周りにいた人たちも自分の考えとは違うということがわかっているのに通してしまう。そういう意味では非常にひどいことがおこなわれていたという激しい怒りを感じました。……」

板井弁護士のいう「ある医学者」が誰なのかは別にして、先に触れた井形教授の水俣病像の考え方からみても、「一症状でも水俣病といえるのではないか」と考える学者が少なからずいたにも関わらず、認定検討会では環境庁主導で半ば強引に、「症状の組み合わせがなければ水俣病といえない」という病像論で判断条件が決定していったというのが真実なのではないだろうか。

## 激突する医療集団と行政

水俣診療所が1974（昭和49）年1月に開設され、医療スタッフが患者たちの暮らしの中に入っていき、被害の実態に寄り添う医療活動を展開していったこの時期、一方では水俣病患者に対して、「大量切り捨て」という行政からの逆風がますます強まっていったのだった。

診療を始めて間もなく1日の患者数が100人を超えた水俣診療所では、すぐに「規模拡張」と「有床化」を求める声が上がり始めた。

小さな診療所に、足の踏み場もないほど患者がやってくる。しだいに具合が悪くなっていく患者が入院を必要とするようになると、他の病院を紹介して移ってもらわなければならない。「最後まで責任をもって診られる」態勢作りは、緊急の課題になっていた。

診療所開設から2年後の1976（昭和51）年3月、再び地域住民や診療所関係者が集まって、約40名の委員による病院建設委員会がスタートした。

建設資金の確保、病院を建設するだけの広さがある用地の入手。さらに、開院後に必要となる医師や看護婦、栄養士など医療スタッフの手配……。病院建設に向けた課題は数多くあり、一つずつ解決していかなければならなかった。

事務職員が中心になって地域医療部が作られ、患者の組織である「健康友の会」の人たちとともに地域に出向いて住民に病院構想の説明をする医療懇談会が開かれた。峰子たち医療スタッフは、医療活動方針を住民たちに示し、これまでの水俣病中心の医療活動に加えて、循環器、消化器、呼吸器など一般内科の診療も充実できることを訴えた。

懇談会に参加した住民は、延べ200人に上った。

様々な困難を乗り越えて、水俣協立病院は、内科・精神神経科・放射線科・理学診療科の各科を標榜し、1978（昭和53）年3月1日に開院した。水俣に初めて診療所を開設してからわずか4

年後に、32床の入院棟を擁する病院が完成したのだった。

1974（昭和49）年に水俣診療所が開設して間もなく、応援に入ってくれた沖縄民医連の仲西常雄医師の助言を受けて、診療所がどのような活動をするのかを文章化した「医療活動の柱」が定められた。その内容を発展させて受け継がれた1979（昭和54）年の水俣協立病院医療活動方針には、「各種委員会の活動強化」として、院内組織図が載せられている。組織委員会、医系学生対策委員会、教育学習委員会、編集委員会、厚生委員会の他に、慢患（慢性疾患――筆者注）管理委員会、症例検討委員会、データ管理委員会などの体制が作られ、医療活動がさらに組織的におこなわれるようになったことがわかる。

とりわけ目を引くのは、「日常診療の強化」の項目の中に、「訪問看護活動の強化」がうたわれていることだ。そこには「課題」として、「訪問看護基準の作成。訪問看護カンファレンスの定例化。中断訪問の強化（事務部との連携）。制度化運動を患者家族も含めておこなう。自治体の財政援助をかちとる。」といった、訪問看護をさらに充実させるための項目が並んでいる。

1979（昭和54）年のこの時点でも、訪問看護に診療報酬が認められるようになる1984（昭和59）年までには、まだ5年間もある。水俣協立病院の医療スタッフは訪問看護を正式な医療制度として厚生行政に認めさせる運動をしながらも、よりよい訪問看護ができる態勢づくりをめざしていたのだ。

峰子自身は、初めての病棟勤務を経験することになった。患者の平均年齢がまだそれほど高齢化していない時期だったが、介護保険などの制度が整っていなかった時期でもあり、自宅で看られない高齢者を病院で受け入れるケースも多かった。認知症で徘徊する患者に、何時間も付き添うようなこともあった。

患者たちの幅広い医療要求に応えられる病院化がされたとはいえ、この医療活動方針の最初の項目、「I　地域住民の健康を守り、発展させる」の冒頭には、「水俣病の治療研究を発展させる」という課題が掲げられている。水俣協立病院の医療活動の中心はやはり、水俣病の患者たちに手を差し伸べ、救済、治療することに置かれていた。

水俣協立病院2年間の歩みを振り返って1980（昭和55）年3月に発行された『医療の原点をめざして』の中で、板井八重子医師は「水俣病のとりくみ、現状と課題」と題して、水俣病の認定問題について次のように記している。

「認定制度は多くの問題があります。ここでは私達が関与した行政不服について報告します。HR（ハンター・ラッセル——筆者注）症候群の各症状をそろえながら、変形性頸椎症、レックリングハウゼン氏病、視神経レベルの障害、老人性・騒音性難聴などの他の病名で棄却された4名の患者について、4年間にわたり水俣病の有無を争ってきました。この間民医連プロジェクトチームの整形外科医、眼科医に数度にわたる検診や証言に協力して頂いたことが大きな力となりました。1978（昭和53）年5月に下された裁決では、4名中2名が水俣病の症状があるとしてさし戻され、その後の審査会で認定となりました。残りの2名は上肢の末梢性知覚障害が検診時に見落とされていたため、水保病らしいが知覚障害が典型的でないと却下されました。その後その2名も再申請をして二度目の検診で認定となりました。

ここでの争点は、神経症状を呈する合併症がある場合に疫学条件を無視して水保病の症状を分解して他の病名で説明したことが妥当かどうかという点であり、環境庁は棄却病名だけでは妥当でないと判断しました。

今日のような公害巻き返しの中でこのような結果が得られた意味は大きく、これは私達のこれまでの水保病への取りくみの蓄積によるものであると確信しています。……」

統計によると、水俣協立病院が開設された1978（昭和53）年3月から翌1979（昭和54）年12月13日までの1年9カ月の間に、病院の外来を受診した患者に発行された水俣病の診断書は、水俣市の患者を中心に八代市、天草の龍ケ岳町、鹿児島県の出水市、阿久根市、さらには両県外の患者にも及んで834人に対して出されている。単純に計算しても、毎日一人以上の患者に診断書が発行されたほどの数だ。

こうした数字や板井医師の文章からは、「大量棄却」という行政側の強硬な水俣病政策の中で、水俣協立病院の医療スタッフが中心となって水俣病の実情を暴き、真実を突きつけて認めさせようとして奮闘していたことがうかがわれる。

「昭和52年判断条件」によって、水俣病患者を放棄する行政の強圧的な姿勢は、ますます強固になっていった。だが、救済されていない、手の届いていない患者はまだ数多く取り残されている。そういう患者の存在を明らかにし、水俣病であることを行政に認めさせる。ただ診断をして申請を後押しするだけではなく、棄却されれば行政不服審査請求を通して実態を明らかにして、行政を動かすための活動が続けられていた。

行政から棄却された患者の多数を原告として1973（昭和48）年に提訴されていた水俣病第二次訴訟においても、1979（昭和54）年3月、熊本地裁は原告14名のうち12名を水俣病と認める判決をいい渡した。

この判決文は次のように述べて、「昭和52年判断条件」に示された「症状の組み合わせがなければ水俣病とはいえない」という病像論を否定している。

「水俣病には、……主要症状をすべてあるいはほぼ備えた普通型といったかなり症状の重いものから、右症状の一個ないし数個を備え不快感あるいは不便さはあるものの通常の日常生活を送ることが可能であるといった比較的軽症のものまで、症状に連続的な変異が見られる。……」

原告、被告双方が控訴したこの水俣病第二次訴訟の第二審で福岡高等裁判所は、1985（昭和60）年8月16日に判決を言い渡した。控訴後に行政認定され、和解が成立した患者を除く5名の原告に対して出された控訴審判決は、死亡後の解剖によって水俣病であることが否定された一人を除き、残る4名全員を水俣病であると認めた。

ここで水俣病と認められた原告の中には、四肢末梢性感覚障害の一症状のみを示す患者も含まれていた。

判決は、水保病の病像に関して次のように述べている。

「四肢の知覚障害でも遠位部優位の手袋、足袋の知覚障害は、……極めて特徴的な症状であるので、このような知覚障害の診断所見が得られない場合も、当該患者の家族に水俣病症状が集積し、疫学的条件が極めて高度と認められれば、右症状が他の疾患に基づくことの反証がない限り水俣病と事実上推定するのが相当であり、高度の蓋然性を以って水俣病と認定できたものというべきである。……」

判決はまた、審査会の認定審査についても、「必ずしも公害病救済のための医学的判断に徹していない」として科学性を批判した。

この判決を受けて、原告と水俣病被害者の会は支援団体の援助を受けながら、環境庁長官、熊本県知事、チッソ本社役員などとの交渉をおこなった。その結果、被告であるチッソは上告を断念。判決が確定して、「症状の組み合わせがなければ水俣病と認めない」とする「昭和52年判断条件」は司法の場で否定された。

原告と水俣病被害者の会は石本茂環境庁長官との交渉の場で、判決でも批判された認定基準の見直しを要求していた。それに対して石本長官は、認定基準については専門家の意見を聞いて検討すると答えていた。チッソが上告断念を明らかにした直後にも、長官は記者会見で「専門家の意見を聞いて判断条件を検討する」と語った。

ところが、1985（昭和60）年10月10日に環境庁が設置した「水俣病に関する医学専門家会議」

は、ほとんどが「昭和52年判断条件」を作成したメンバーによって構成されていた。

この専門家会議は10月11日に検討を開始したものの、早くも翌12日には全会一致で「現行の判断基準は妥当」という結論を出した。これを受けて環境庁は15日、環境保健部長が「判決を下した裁判官は医者ではないが、専門家会議は神経内科の世界的権威を集めたもの。双方の見解にズレがあるなら、医者の考えをとる」と述べて、認定基準は現行通りであるとの結論を出した。

誰が認めたのかもわからない「世界的権威」という言葉を背に、医学的にも科学的にも根拠のない結論に頼って、行政は被害者たちの真実の声を踏み潰す道を突き進んでいた。

裁判で明確に批判されても、どこまでもかたくなに被害者棄却政策をあらためようとしない国の行政。それでも、被害者は至るところで救済を求めて声を上げ、立ち上がり、行政とたたかおうとしていた。

認定される患者数が激減していく中、峰子たち水俣協立病院の医療スタッフの総力を上げた取り組みの役割は、さらに意義の大きなものになっていった。

## ここにも患者はいる――隠されていた被害者

水俣協立病院となってからは、通常の診療時間内の午前11時30分ごろからと、正午ごろから「特診」として水俣病患者の診察をする時間を組み込んでいた。一人に30分ほどを取って診察し、12時半には午前の診察が終わるように計画したものだった。

診察には主に藤野医師が携わったが、厳密な診察をするのでとうてい一人30分では終わらず、特診だけで午後2時ごろまでかかってしまうのがいつものことだった。

それでも、遅い昼食をかき込みながらも、藤野医師は診察した患者について「あん人はこげな症状があったです。この前の人はこうだったです」と、話し続けるのが通例だった。

病院になって全体の患者数は飛躍的に増えたが、水俣病以外の病気で内科など一般外来の診察を受けに来る患者も増えてきた。ところが、「頭が痛い」「カラス曲がり（こむらがえり）がする」というような症状を訴える人たちに話を聞いてみると、魚を多食してきた生育歴が明らかになり、水俣病の関連が疑われる患者が少なくなかった。

峰子たち看護スタッフや医師はそうした患者たちに特診での受診を勧め、水俣病患者の救済に結びつける活動を継続していた。

地域に出向いて集団でおこなう「掘り起こし検診」の数は診療所時代よりは少なくなったが、病院化されてからも外に出ていく出張検診はなくなっていなかった。その中の一つに、天草の御所浦島での集団検診があった。

水俣から不知火海を北北西へ約14㎞離れた不知火海上に位置する御所浦島では、1971（昭和46）年8月に熊本大学第二次研究班が一斉検診をおこなっている。

その検診に参加した原田正純熊本大学体質医学研究所助教授は、著書『水俣病』（岩波新書、

1972（昭和47）年12月）の中で、次のように記述している。

「御所浦は水俣病調査の処女地であった。さきに述べたように、あらゆるデータが患者のいることを予想させていたが、その実態は16年たってなお明らかではなかった（現在でもまだ正式に認定された人はいない。）……」

原田氏が「あらゆるデータ」と述べているのは、熊本大学医学部水俣病研究班が1966（昭和41）年に編集した『水俣病――有機水銀に関する研究』の中に次にように書かれていることなどに基づいている。

「昭和34（1959）年2～5月には、海を隔てた獅子島で、幣串、片側、さらに、御所浦のネコの発症があり、とくに人口約300人の幣串部落では、約20匹のネコが海に飛び込み死亡した。……」

熊本大学第二次水俣病研究班が1971（昭和46）年8月に御所浦島嵐口地区で検診した結果、1723人の受診者のうち、79人が「水俣病の疑い」と診断された。不知火海の対岸の地にまでも、水俣病の被害が広がっていることが疑われた。

しかし、御所浦島では多くの住民が、漁業で生計を立てている。地域の人びとの中には、「水俣病患者が出れば魚が売れなくなる」と恐れる風潮が強かった。熊本大学の検診が実施されるときにも、看護婦や保健婦（現在の女性保健師）が家々を回って受診を呼びかけたが、多くの住民が逃げるように家を空けてどこかへ隠れてしまったような状態だったといわれている。

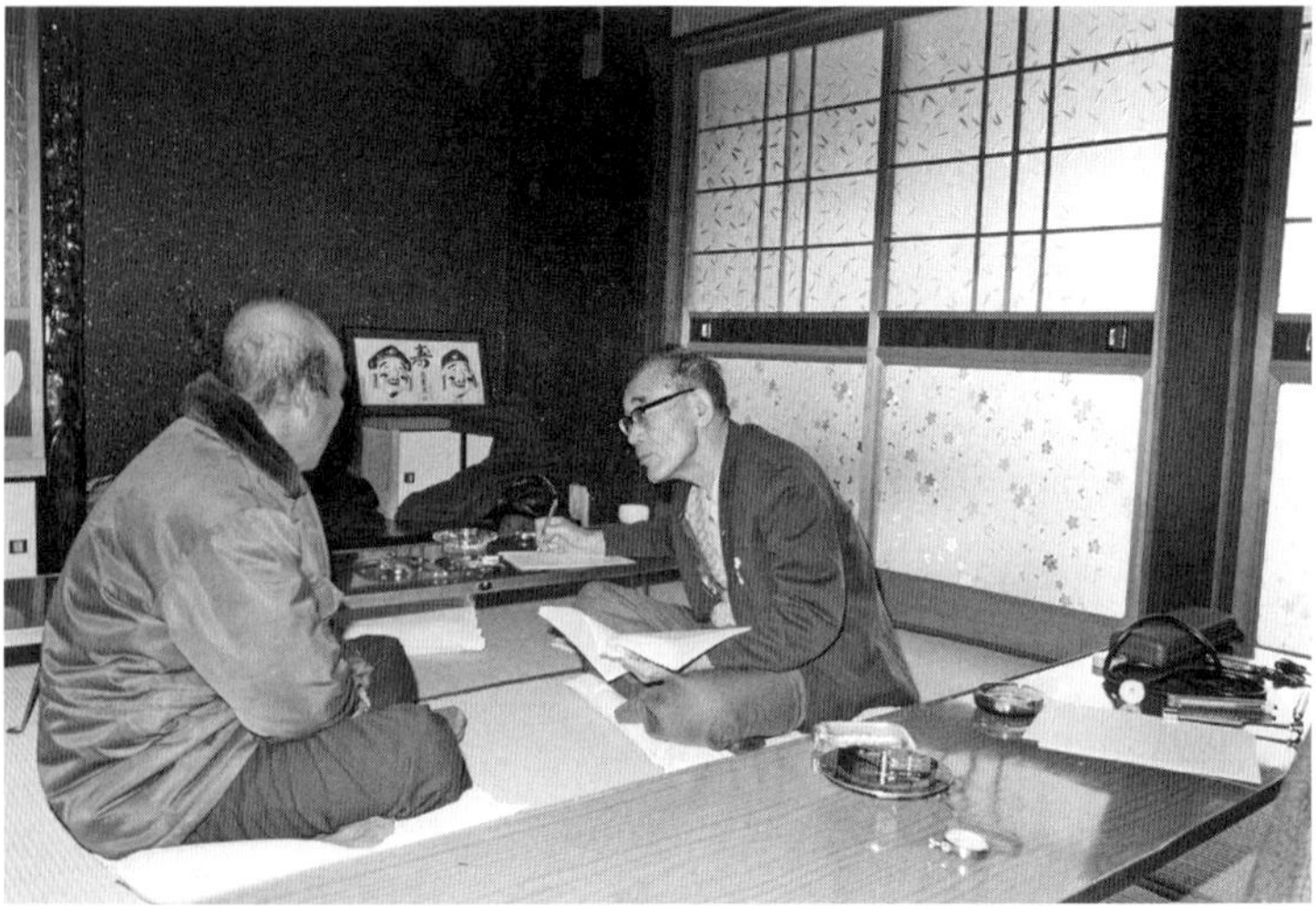

集落ごとにおこなわれた「掘り起こし検診」

行政による「汚染地域指定」からもはずされ、水俣病患者がいることは、御所浦島ではなかなか表に出てはこなかった。

この御所浦島の嵐口《あらくち》で、1977（昭和52）年から1979（昭和54）年にかけて、水俣協立病院の医療スタッフが中心になって水俣病の検診を実施した。

水俣病の被害が明白になるにつれて、多くの島民の中には、きちんとした診断を受けて救済を受けたいという思いが高まっていった。水俣協立病院のスタッフが中心になって勉強会や裁判に関しての説明会を繰り返し、1978（昭和53）年2月には水俣病被害者の会、天草郡御所浦町嵐口支部も生まれていた。

2年にわたって実施された嵐口地区での水俣病検診で受診したのは、地域住民約1600名のうち257名。嵐口の30歳以上の人口比で、男性

26・7％、女性29・6％という数字だった。

検診の結果は明白だった。

現在の水俣市議会議員で、当時は水俣協立病院の事務職に就いていた野中重男が『医療の原点をめざして』にまとめた記録によると、受診者のうち知覚障害が79・3％、運動失調は男性45・2％、女性35・9％にみられ、「水俣病および水俣病疑い」と診断された受診者は182名、70・8％に上った。

報告の中で野中が「今回のまとめは、これで終わったわけではありません。……検診者の70％が水俣病かその疑いがあると出ているにも関わらず、いまだに汚染地域に指定されないでいることに行政の怠慢を感じます。……」と書いているように、嵐口を中心とした御所浦島の被害者は、2年後の1980（昭和55）年5月に提訴される水俣病第三次訴訟、国の責任を問うた国家賠償訴訟の先頭に立っていく。

国の「大量棄却」方針がますます徹底され、「水俣病は終わった」といわれ始めたこの時期、「まだ患者はいる。非汚染地域といわれる地区にも患者は取り残されている」ことを明らかにし、被害者とともにたたかいに立ち上がっていった水俣協立病院の医療スタッフたち。

その現実は、患者の暮らしの中に入り、患者と密に接してきた峰子も実感できた。

峰子の周りにさえ、救済されていない水俣病患者は数えきれないほどいた。

「あん人も、あん人もカラス曲がりやら、いろいろな症状に苦しんどる。水俣病は終わっとらん。

患者はまだまだ、たくさん取り残されとる」

国が「水俣病は終わった。患者はもういない」といって救済を拒むのなら、事実を突きつけてその壁を崩していくしかない。

峰子たち水俣協立病院の医療スタッフは、厳しさを増す情勢に立ち向かうように、さらに活動を強めていく決意を固めていた。

# 第2章　「国家的犯罪」への迷走

# 父逝く

水俣診療所の訪問看護で、父親の弥平はベッドの上に自力で座ることができるまでになった。ただ、それも一時的な回復で、しばらくするとまた寝たきりの状態になってしまった。

上野を中心とする水俣診療所の訪問看護婦たちは定期的にやってきて、体温や血圧、脈拍を測定したり、体を拭いたり、リハビリの手助けなどをした。

さらに、弥平のような患者への訪問看護で、患者本人へのケアと同じくらい大きな意味を持っていたのは、日々の介護を担っている家族への心のケアだった。

弥平が倒れて以来、母親のナツエは毎日のようにシーツを洗濯し、熱いタオルで弥平の体を拭き、体も寝床も清潔に保つ努力を続けた。サイダー箱を加工した手製のポータブルトイレの原型のような器具を作り出すなど、弥平の闘病生活が少しでも楽なものになるよう様々な工夫をした。

ナツエにとって、自分がそうやって努力することで夫が苦痛なく自宅療養できていることは、自分自身の誇りであり、生きがいのようなものになっていたのかもしれないと、峰子は後になって思うようになった。

けれども、そんなナツエにとっても、息をつく暇もなく24時間の介護に追われる日々は、けっして容易なものではなかったはずだ。訪問に行くと看護婦たちは、弥平のいないところで、ナツエが日々の苦労話をしたり、愚痴をこぼしたりする相手をした。

水俣診療所で働くようになった峰子は、そうした看護婦たちの父や母への接し方から、訪問看護をおこなう上では、何が重要なのかを学んでいった。

常に患者とともにあること。家族とともにもあること。そして、どこまでもその人たちの気持ちに寄り添って看護をすること、そうしようと努力することで、患者も家族も安心して病気と立ち向かい、たたかうことができるのだと教えられた。

56歳で倒れた弥平自身にとって、家で寝たままになって過ごした10年を超える歳月は、どのようなものだったのだろうか。

倒れたときから構音障害を抱えて言葉が話せなくなり、人とほとんどコミュニケーションを取ることができなくなった。一時は杖にすがって歩いたり、ベッドに座ったりすることができるようになったが、ほとんどの年月は動けない状態で過ごさなければならなかった。

水俣病の訴訟や運動が盛り上がってきたこともあり、弥平のもとにはひっきりなしに見舞客や医療関係者、支援者などが訪れていた。見舞いに来た親しい人が「こげん体になって、キッカなあ」と同情の言葉をかけると、弥平は黙ったまま、目の端から静かに涙をこぼすことがあった。

時折、「オー、オー」という声を発する弥平の口から、「イタカ、イタカ……」というわずかに聞き取れる言葉があった。それは、メチル水銀に侵し続けられる肉体の痛みだったのか、このような体にされてしまった、心の底から湧き出る叫びだったのか。

ときには一晩中、「イタカ、イタカ……」という言葉を発して、寝入ることもできないでいる父親。峰子はそんな弥平の傍らに付き添い、背中や手足をさすり続けた。

「お父さん、キッカねえ。キッカねえ」

峰子が声をかけると、弥平はうっすらと目を開けて峰子の顔を見つめた。そんなとき、弥平の目はやはりうるみ、何かを訴えたげな表情で一筋の涙を流した。峰子もあふれてくる涙を隠しながら、弥平の体をさすり続けた。

言葉を発することができない弥平の涙が、光り輝くときがあった。床に伏してから10年ほどがたった、1976(昭和51)年6月。水俣診療所に勤務したころから多くのことを教えてくれ、峰子に社会への目を開かせてくれた山近茂と、峰子が結婚すると決まったときだった。

茂は、水俣地方の古くからのしきたりに従って、婚姻のための準備を進めた。まず始めに茂の父親が弥平のもとへ出向き、家長として挨拶をする。次に茂の依頼した仲人が訪れ、峰子を山近家の嫁として迎え入れたい旨を伝える。最後に、茂本人が結納金を持参して、弥平に会って峰子と結婚したい意志を示す。

弥平のベッドからも見えるように、仏間に並べられた祝いの品の数々。華やかな飾りや水引などが並べられているところで、茂は神妙な表情で弥平に語りかけた。

「峰子さんをお嫁さんにくださいい」

5人の子どもの末っ子である峰子の結婚は、弥平にとって何よりもうれしい話だったに違いない。

峰子とともに医療活動に専心しているこの茂であれば、必ず峰子を幸せにしてくれるだろう。弥平の心の中には、安らかな思いが湧き上がったのではないだろうか。

　茂の言葉を黙って聞きながら、弥平は閉じた目から涙をあふれさせた。それは、水俣病とたたかう中で流した苦痛の涙とは意味の違う、もしかしたら病に倒れて以来、初めて流す、安堵感と満足感にあふれる温かな涙だったに違いない。

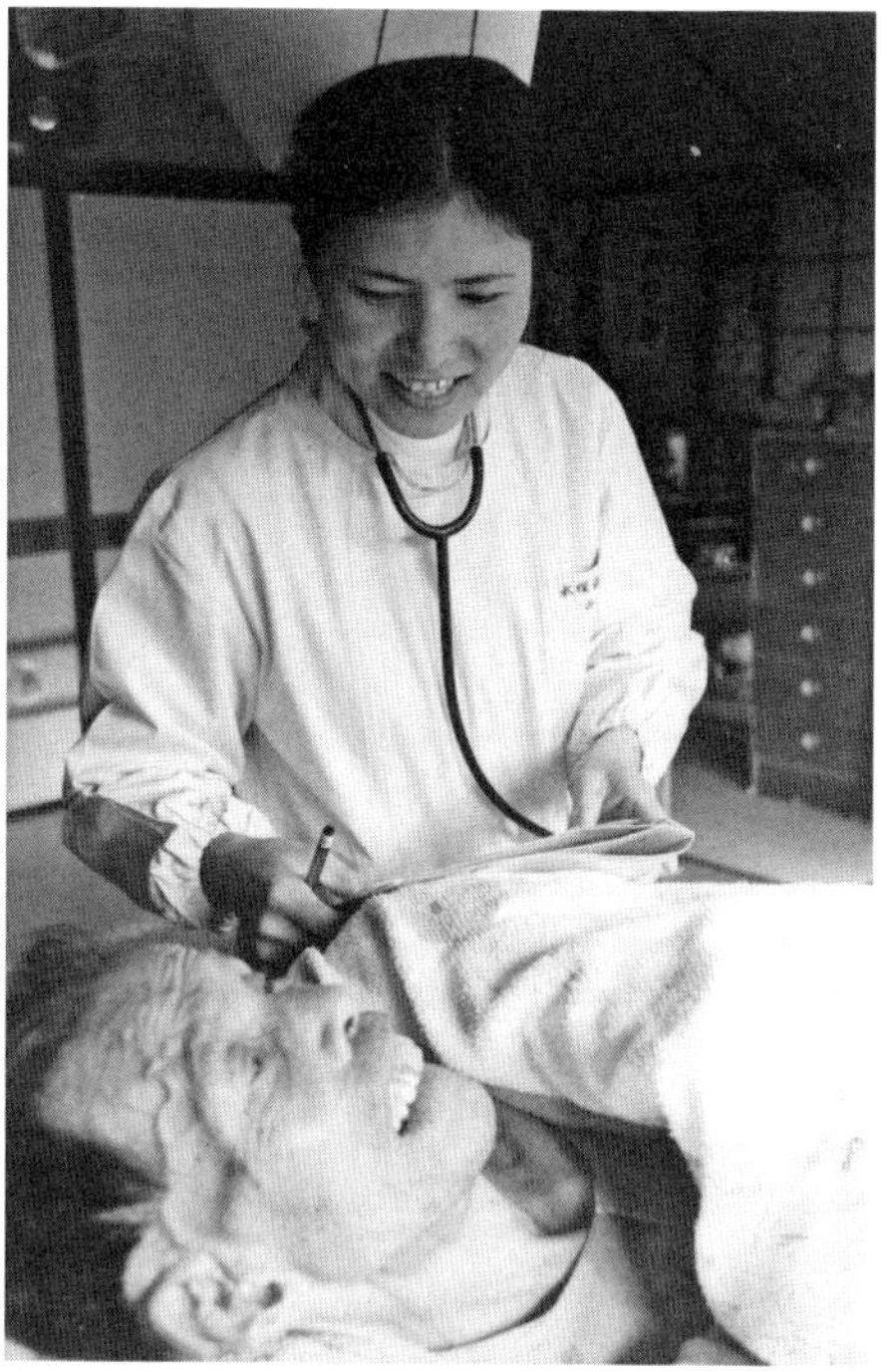
看護婦として弥平の看護をする峰子

　峰子は、水俣診療所から訪問看護を受けるようになった１９７４（昭和49）年から、峰子が結婚するこのころまでが、弥平にとっても、池田家全体にとっても、最も穏やかに、幸せに過ごせた歳月だったのではないかと振り返る。
　しかし、峰子の結婚から４年ほどの歳月が過ぎた１９８０（昭和55）年３月、弥平はついに最期のときを迎えることになる。
　そのころになると、元気だった

ときとは見違えるほどやせ衰えていた弥平は、腕にも足にも点滴を刺すことができなくなっていた。こめかみにわずかに浮き出た血管に針を刺して、弥平は闘病を続けていた。亡くなる1カ月ほど前からは肺炎を起こし、鼻から酸素吸入のチューブを入れなければならなかった。

寝たきりになっても、14年間がんばって生き抜いてきた。最後の3日間には、上野の配慮で、峰子が訪問看護婦としてつきっきりで看護をした。

血圧が低下してくると、声も出せなくなってきた。もうろうとした意識の中で、うっすらと開いた目で峰子に悲しげなまなざしを向ける父親。「お父さん」と声をかけても、反応はなくなっていた。臨終間際に、下顎呼吸になったときにみせた、苦悶の表情。水俣病に侵され、苦しめられ続けた弥平の一生。しかしこれで、その苦しみから逃れることができる。一方でそういう思いを感じながら、峰子は心の中で、何もしてあげられなかった自分の無力を父親に対して詫びていた。

「お父さん、キツカったな。ごめんな……」

父親が息を引き取ると、母親のナツエは大きな声で泣き叫んだ。臨終の時期は近いと、ナツエにもとうにわかっていたはずだった。それでも、長い歳月をともにした夫を失うことを、平静に受け入れることはできなかったのだろう。

ナツエの落胆と悲しみは、精神安定剤を注射せざるを得ないほど激しいものだった。

父親の臨終の場では冷静でいられた峰子が、母親と同じように心を取り乱したのは葬儀の後だった。

親族に付き添われて、弥平の亡骸は火葬場へと運ばれた。火葬が終わり、峰子たちが取り囲んで骨を拾う段になった。ところが、火葬された弥平の遺体は、ボロボロに崩れて骨格をとどめないものになっていたのだ。

足の骨らしき白い灰を拾おうとしても、崩れてつかむことができない。わずかに、のどぼとけあたりの小さな骨の塊が、残されているだけだった。

「水俣病は、メチル水銀は、ここまで患者の体をボロボロにするのか。父は骨の髄まで、こんなにまで体を侵されていたのか……」

原型をとどめない、弥平の亡骸。想像もしなかったものを目の前に突きつけられ、峰子の心の中に熱いものがこみ上げてきた。「これがお父さんの遺骨なのか……」。その瞬間、峰子はわれを忘れて「なんで、なんでえ」と叫び声を上げた。抑えきれない怒りと悲しみにかき乱され、大声を上げて周りの人たちから取り押さえられた。

どれぐらいそうしていたのか、峰子自身にはわからなかった。気がつくと、横で母が黙って涙を流していた。その姿に落ち着きを取り戻した峰子は、心の奥底で思った。

「こんなにまで、メチル水銀に体を侵されたお父さん。でも、世の中には、父や私たちよりも、もっともっと水俣病に苦しめられている人たちがいる。体を蝕まれた上、いわれのない差別に苦しんでいる人たちがいる。それでも声を上げることができない人たちがいる。こげんことは、何があっても許せない……」

チッソに対する怒り、公害を生み出した者に対する怒り、罪もない人びとを苦痛に落としいれた者たちへの怒りが、心の中で渦巻いた。

水俣病患者の家族として、被害者として、自分自身もたたかっていかなければならないという強い思いに、峰子はあらためて突き上げられていた。

## 「大量棄却」政策への反撃

1977（昭和52）年に策定された、いわゆる「昭和52年判断条件」。翌年7月、「水俣病の認定に係る業務の促進について」という事務次官通知が関係各県市に送付された。この新基準が出されたことによって、認定される水俣病患者は激減していった。新たに認定申請をしても、水俣病として認定される可能性は極めて限られる状況になってしまった。

それでも、水俣協立病院の医療スタッフを中心とした人びとによる、水俣病に侵されていると疑われる人たちへの検診や、地域へ出向いての「掘り起こし検診」は変わりなく続けられていた。

8人のスタッフで1974（昭和49）年にスタートした水俣診療所は、1978（昭和53）年に水俣協立病院となって、医療従事者数も50人近くにまで増加していた。だが、「掘り起こし検診」などの活動の先頭に立つのは、やはり水俣診療所開設当初から勤務してきた看護婦や事務職員などが多かった。

水俣病の患者に接して、本当の苦しみやつらさを知らされたこと。患者たちの暮らしの中に入っていき、生活や家族のあり方まで壊されてしまう現実に触れたことで、峰子たち医療スタッフは、「仕事」としての範囲を超えても、できることをしなければならないという思いに突き動かされていた。自分の子どもの世話や家庭の用事を後回しにしても、休日を返上して「掘り起こし検診」に出向く。水俣診療所時代から水俣病に関わってきた峰子たち医療スタッフにとっては、それがあたりまえの日常になっていた。

峰子もこの時期は、1976（昭和51）年に生まれた長女、真旗子《まきこ》、1979（昭和54）年に生まれた長男、統一《のりかず》という二人の小さな子どもを抱えていた。夜間や休日の検診があるときは、峰子は子どもたちを実家の母に預けて活動に参加していた。

しかし、今まで誰からも目を向けてもらえなかった被害者たちが、自分たちの検診活動によって、症状を持っていることが明らかにされる。申請して認定されれば、「ありがとうございました」と感謝される。そういう経験は、日常の医療行為だけでは得られない充実感を与えてくれる仕事だった。だから峰子は、むしろボランティアで検診活動を続けることに、医療人としての生きがいを感じていたといえるだろう。

水俣診療所の時代から、健康友の会が主催する「医療懇談会」という名目で、何カ所もの地域で小規模な集会が開かれてきた。その名のとおり、肝臓や高血圧、糖尿病などといった一般の疾患や健康管理に関して、医師や看護婦が話をしたり、健康診断などをするときが多かった。同時に、水俣病の検診を呼びかけたり、認定申請や行政不服審査請求といった制度に関する解説なども、この医療懇談会では頻繁に取り上げられてきた。

水俣協立病院となって1年足らずの、1979（昭和54）年1月10日付けの機関紙「協立病院だより」に、当時の水俣病被害者の会事務局次長だった久保山啓介が「80年代の水俣病闘争は　国相手の壮大なたたかいに!!」という次のような一文を寄せている。

「なぜ第三次訴訟をやるのか。
ひと口でいうなら、法的手段による『行政の壁』打破である。厳しい認定審査基準の作成者は環境庁である。環境庁は県民会議医師団主張の『疫学プラス四肢末梢の感覚障害で水俣病』を採用しない。しかし、この主張を国の『判断基準』に認めさせない限り、これ以上の認定者増大は期待できない。……」

水俣病の原因は、チッソ水俣工場の廃水に含まれていたメチル水銀にある。チッソには、水俣病を発生させ、被害者を拡大させた責任がある。被害者を先頭にした長い歳月のたたかいで、水俣病の真実は誰の目にも明らかにされてきた。

だが、一人の被害者が「水俣病の患者である」という事実を明確にさせるためには、行政による「認定」がなければならないという制度の壁が立ちはだかっていた。水俣病の判断基準を国が意図的に厳格に制限してきた中では、すべての被害者が正当に救済される見込みは少なくなっていた。

「昭和52年判断条件」によって認定基準が厳しく改変され、「大量棄却政策」で新規認定患者が激

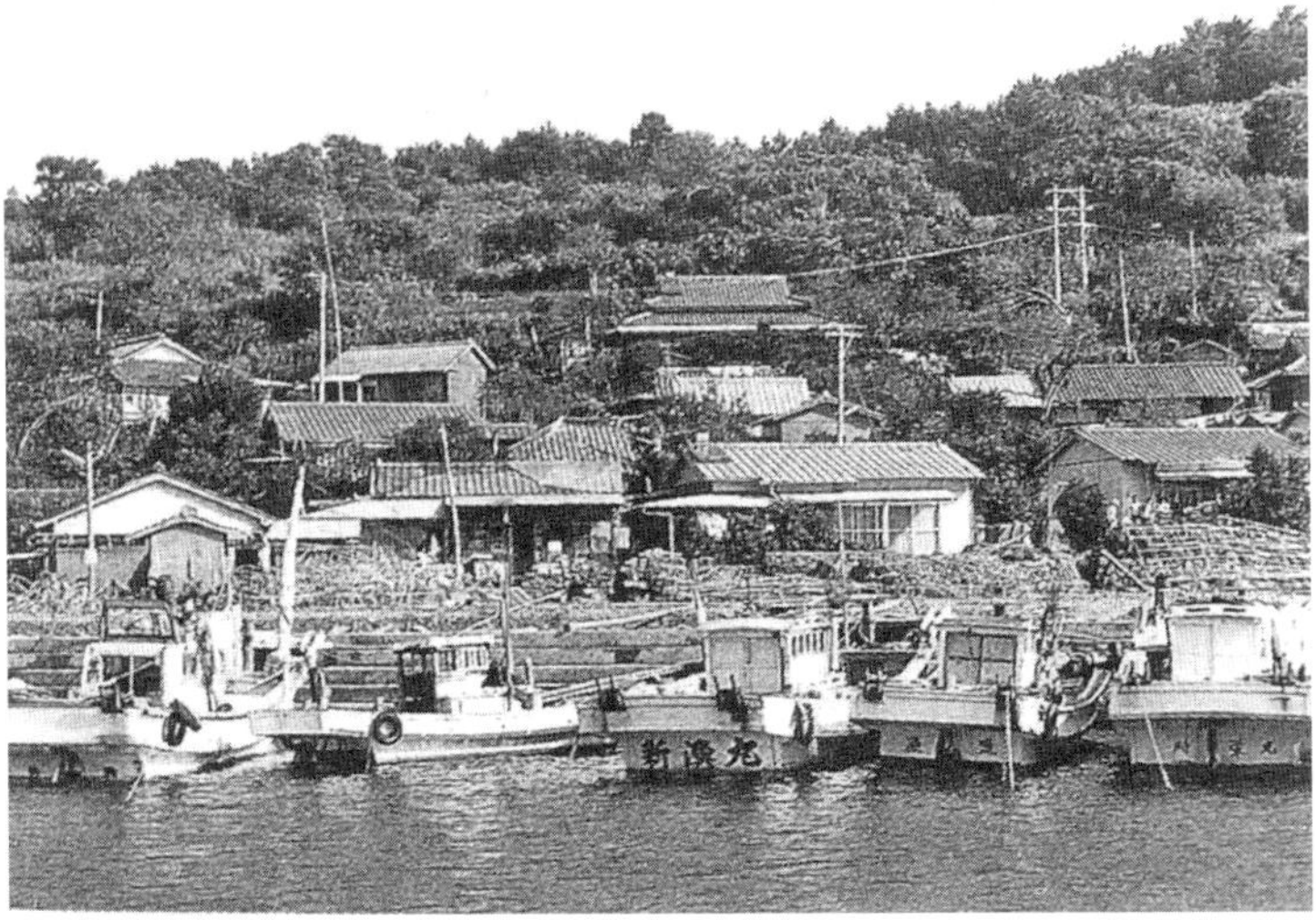

対岸の天草や離島にも潜在患者が

減していくこの時期、被害者救済のためには、新たな裁判を提起して、国を相手に立ち上がらなければならなかった。

国家賠償請求訴訟となった第三次訴訟の原告の中心になったのは、水俣市の対岸に位置する御所浦島、とりわけその中の嵐口の人たちだった。

かつて、「水俣病を出せば魚が売れなくなる」と恐れて、漁業協同組合など地域住民自身が被害をひた隠しにし、行政による汚染地域指定からもはずされてきた地域だった。しかし、この御所浦島の嵐口にも、水俣病の被害者は確実に存在していた。

この地域での患者の割合は、地域住民全体の70・8％にも上っている。その事実が、1977（昭和52）年からの何度にもわたる水俣協立病院を中心とした検診活動で明らかにされていた。

しかし、被害者自身が「水俣病である」と声を上げることには、まだ多くの抵抗があった。検診への妨害と思われる行動もあった。

「妨害に勝つには、もっと多くの人が検診を受診することだ」

病院の事務や被害者の会の専従職員をしていた中山裕二や野中が先頭になって地域集会を何度も開き、「名乗り出れば救われる可能性がある」と訴えて受診者を集めていった。

会場を設営して待っていると、10人も20人も地域の人たちが受診にきてくれることもあった。逆に、せっかく医師も看護婦もそろっているのに、わずか一人しか受診にこないときもあった。

それでも、「ここに患者がいる」という確信がある限り、医師も看護婦も事務職員も地域に出向いていって、数限りなく検診活動を継続していった。

このころは、「第三次訴訟の原告を少しでも多く集める」ことが目標とされた。だが、峰子自身にとって、日々の水俣病患者救済の行動が持つ政治的な意味や、行政を追及することの意義などについては、それほどはっきりとした認識があったわけではなかった。

何よりも、目の前に患者がいること。取り残されて声を上げられずにいる被害者がいることが、次の行動に立ち向かっていく原動力になっていた。その思いは、ともに活動に従事する他の医療スタッフも、同じようにいだいている意識だと思えた。

そうした医療集団の活動が被害者の願いと結びついて、後に、1000人を超える原告数の集団訴訟となり、東京や京都など全国的に同様の被害の訴えが続いていく裁判が提訴されていったのだった。

## 明らかになる「国家的犯罪」

1980（昭和55）年5月21日、5市5町にわたる85人の原告によって、水俣病第三次訴訟は提訴された。チッソに対して損害賠償を求めるとともに、国と県については、行政不作為による水俣病拡大責任などを理由として賠償を求める、初めての国家賠償請求訴訟だった。

後に裁判所に提出された水俣病第三次訴訟第二陣最終準備書面には、「第三　何故このような大公害になったのか　一　国・県は何をしていたのか」として、行政の責任を問う次のような文章がある。

――水俣病は、一朝にして起こったのではなかった。

水俣病の最初の発生は昭和一六年とみられている（甲一三八号証）。それ以降、アセトアルデヒドの生産量に呼応して患者の発生は続いたが、所謂《いわゆる》公式発見は昭和三一年五月である。熊本大学の第二次水俣病研究班の昭和四八年三月の発表によれば、昭和四七年にも患者が発生している（甲一三八号証第二年度八頁）。その後も発生し続けているとの発表もある（甲三三一号証、五五七頁6）。

何故、このような大きな公害になったのであろうか。……

国・県は一体何をしていたのであろうか。

これらは誰でもいだく疑問である。

これらの疑問に対する解答は虚心坦懐に水俣病の過去の事実を直視すれば自ずから明らかになる。

国・県には工場排水を抑止することができなかったのだという弁解は通らない。チッソ水俣工場の排水を規制すればよかったのである。

日本が真に民主国家であれば、憲法の基本原理である国民主権主義、基本的人権尊重主義に立脚する国であるならば、数千人の死亡と数万人の患者発生に至る前に、これを防止することは当然である。

この数万人に及ぶ生命・健康を侵害する犯罪を国家権力が抑制し得ないはずはない。……

チッソの前身である曾木電気が、鹿児島県伊佐郡大口村（現・伊佐市）の川内川上流に電力供給を目的として発電所を建設したのは、今から110年をさかのぼる1906（明治39）年のことだった。この発電所から提供される電力を利用して1908（明治41）年、水俣で日本カーバイド商会がカーバイドの製造を始める。当初のカーバイドの主な需要は、漁業用のアセチレンランプだったという。

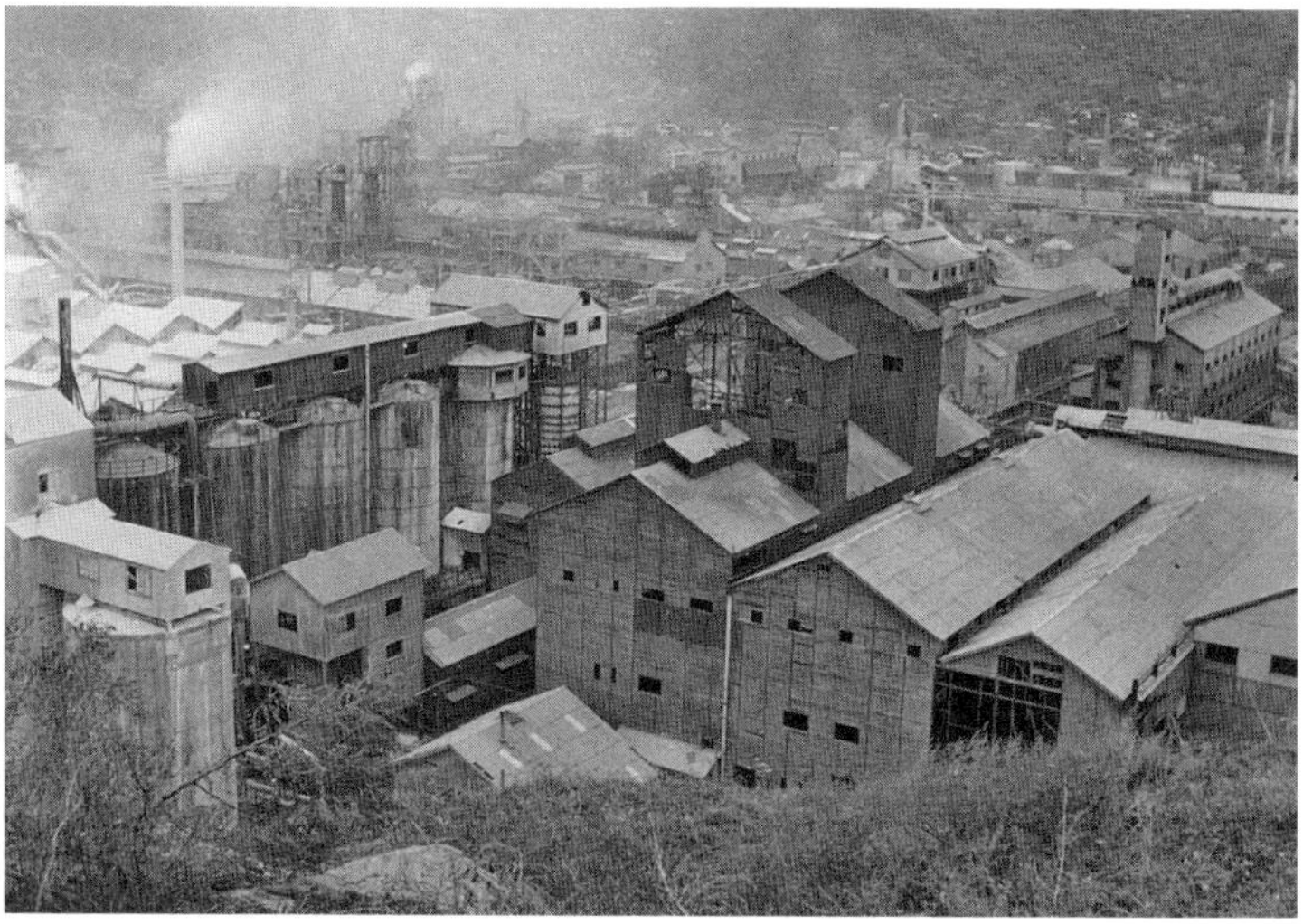

有機水銀を排出したチッソ水俣工場

同時にこの年、曾木電気と日本カーバイド商会は合併して「日本窒素肥料株式会社（日窒＝後のチッソ）」となり、カーバイドを利用した窒素肥料製造を水俣で開始する。ここから日窒は化学合成肥料の分野を足場に急速に拡大し、朝鮮半島にも工場を建設して、火薬など化学製品を製造する大企業へと発展していった。

そうした中、日窒水俣工場では１９３２（昭和7）年にアセトアルデヒドの製造が始まる。そして、太平洋戦争開戦直前の１９４１（昭和16）年には、塩化ビニールの製造も開始する。これらの製品の製造工程で、水俣病の原因物質となる有機水銀が、工場廃水に混じって垂れ流されていくことになったのだ。

水俣病第三次訴訟の中で、商工省（現・経済産業省）大阪工業試験所が１９３９（昭和14）年に出した「報告　第19回第11号」が、「甲第７９７

号証」として裁判所に提出されている。

「アセチレンを原料とする有機薬品合成に関する研究（第九報）アセチレンよりアセトアルデヒドの合成に関する研究」と題するこの報告は、工業試験所技師の角谷清明が、アセトアルデヒドの合成方法について詳しく著述した文書だ。

この文書は冒頭、「第1章　緒言」の中で次のように述べている。

——アセチレンよりアセトアルデヒドの工業的合成法としては水銀塩を含む酸液に清浄したるアセチレンガスを導入する所謂液相に於ける合成法が世界各国にて実施されつつある唯一の工業的製造法なり。

而して此の合成反応式は次式にて示す如く水化反応なるも先ず水銀塩とアセチレンとが特種の中間体を造り、之が触媒となりアセチレンに作用してアセトアルデヒドを生成せしむるものなりと解さる。

$C_2H_2+H_2O=CH_3CHO$

……

すなわち、水銀塩を触媒としてアセチレン（$C_2H_2$）と水（$H_2O$）反応させ、アセトアルデヒド（$CH_3CHO$）を生成するという製造方法を解説しているのだ。

そのアセトアルデヒド製造工程において、メチル水銀が発生する。その事実は、すでに水俣病第一次訴訟の中でも指摘されていた。

1973（昭和48）年3月20日、熊本地方裁判所民事第3部において出された第一次訴訟判決文の中には、次のような言葉があった。

――（2）メチル水銀の生成

アセチレン接触加水反応において、触媒たる硫酸水銀は反応をくりかえすうちに触媒機能を劣化させる。それを抑制し触媒の寿命をいくらか延長させるため、硫酸鉄を助触媒として添加するのである。アセトアルデヒドを生産する反応が主流反応であり、この触媒機能劣化反応が、副反応であって、この副反応の中で硫酸メチル水銀が生成され、更に反応液中に含まれる塩素イオンにより塩化メチル水銀となる。……

こうした工程中においてメチル水銀が発生することを、チッソはいつから知っていたのだろうか。その点について、判決文は次のような事実を指摘している。

――……被告（チッソ――筆者注）工場の技術部職員五十嵐赳夫は昭和二五（1950）年から同三〇（1955）年にかけてアセトアルデヒドの触媒機能について研究をつゞけ、同人は同二九

（１９５４）年四月には日本化学会の学会においてその研究成果を発表しているが、それによると、アセトアルデヒドの母液中に可溶性のメチル水銀化合物が存するというのであり、同人による『水銀触媒によるアセトアルデヒド合成反応速度の解析』（昭和三七（１９６２）年）との論文中にもこのことが明らかにされていること、以上の事実がたやすく認められるのであって、被告工場においても文献の調査・研究が尽されていたとすれば、昭和三〇（１９５５）年以前に、アセトアルデヒドの製造工程において水溶性のメチル水銀化合物が生成されることを知りえたといわなければならない……

「水俣病公式確認」は１９５６（昭和31）年5月1日のことだった。しかし、水俣病と思われる症状を呈する患者は、すでにそれ以前の昭和20年代後半からいたとみられているし、先に挙げた第三次訴訟準備書面は「水俣病の最初の発生は昭和一六（１９４１）年とみられている」と述べている。

第一次訴訟の判決文は、チッソは公式確認の１９５６（昭和31）年より以前にすでに、アセトアルデヒド製造工程からメチル水銀が生成されることを知っていたと断定している。さらに、その記述に続けて「……しかも被告は、昭和四三年に至るまで、メチル水銀の回収を考えもしなかった。……」と述べて、チッソが水俣工場でのアセトアルデヒド製造の必要がなくなるまで、メチル水銀排出への対策をとらなかったことを明確に指摘しているのだ。

水俣病の存在がおおやけになるより以前から、チッソは工場廃水にメチル水銀が含まれていることとを知っていたのは明らかだ。では、国はいつから、この事実に気づくことができたのだろうか。

先述した文書「アセチレンを原料とする有機薬品合成に関する研究（第九報）アセチレンよりアセトアルデヒドの合成に関する研究」は、国の機関である商工省の工業試験所技師である角谷清明が報告したものだった。その論文中の「第３章　反応液の酸の濃度に就いて」の中にも、「中間体として水銀の有機化合物の生成を主張せり」という一文が記されている。

さらに、すでにこの前年の１９３８（昭和13）年に発行された「化學評論　第4巻」中にある「アセチレンより錯酸の合成法に就いて」という論文においても角谷は、「水銀塩を含む酸液にアセチレンを通ずる時は中間体として水銀の有機化合物である白色の沈殿を生ずる事は実験的に明なる事実……」という記述を残している。

アセチレンからアセトアルデヒドを製造する工程において、メチル水銀が発生する。この事実は国に対して、すでに戦前から研究者によって論文で報告されていたのだ。

チッソ水俣工場がメチル水銀を排出し、結果として重大な被害が発生している。そのことを知りながら、国はそれでも化学工業の発展を推進し、むしろ被害をできるだけ隠ぺいする役割を果たしてきたのだった。

１９８７（昭和62）年３月30日に出された水俣病第三次訴訟第一陣判決で熊本地方裁判所は、次のように述べて国の責任を断罪している。

――被告国の通産省は、アセチレン系有機合成化学工業に対し資金面、販売面、税務面等多方面において手厚い保護育成政策を講じアセトアルデヒド錯酸、塩化ビニール等の増産に力を入れ、順次アセチレン系有機合成化学工業から石油化学工業への脱皮を策定していた時であり、カーバイドから水銀化合物を触媒としてアセトアルデヒド製造をするのに蹉跌を生じさせる障害となる水俣病の原因物質が、触媒として使用した水銀化合物から生成されることを肯認することは、極力避けようとする意図のもとに、右原因物質がメチル水銀であることを否定する方向に動き……被告チッソに対する廃水規制……を講ずることに難色を示して行わなかったことが認められ、右認定を左右する足りる証拠はない。……

この水俣病第三次訴訟においては、行政から認定されていない患者が提訴に立ち上がっていた。そのため、原告たちが本当に水俣病に罹患《りかん》しているかどうかは、裁判上の大きな争点の一つとなった。また、原告の主治医であった藤野や板井たち医師団が提出した診断書の信ぴょう性についても、法廷の場で議論された。

被告側は、水俣病の診断は非常に難しいので、「豊富な経験と高度の学識を有する」ものでなければ診断し得ないと主張していた。

これらの点について熊本地方裁判所は判決文の中で、「診断書の一般的証明力について」という項目を設け、診断書を作成した11名の医師の履歴などを詳述した上で、次のように述べて診断書の信ぴょう性を認定している。

——右医師らは、診断書を作成するにあたって、第一に、個々に疫学的条件を重視し、数回にわたり患者の自宅及びその周辺を訪問し、生活環境や生活状態を調査し、その結果を診断の際の最も重要な根拠としていること。

第二に、所見のとり方についても、患者を検診するにあたって、患者の自宅、水俣診療所、水俣協立病院その他の場所での日常生活の支障を参考にした診察を行い、検査所見は原則として患者を二週間位水俣協立病院に入院させて、患者の疲労が検査結果に影響しないよう注意し、また過去の複数の検診録や検査所見も参考にして診断をしていることが認められ、右認定に反する証拠はない。

……

右診断基準は、当裁判所の見解とも一致するものであって、相当とすべきである。……

水俣診療所の開設以来、医師も看護婦も事務職員も一緒になって、患者の暮らしの中にまで入っていく検診活動、患者の「掘り起こし活動」を何年にもわたって精力的に継続してきた。「数回にわたり患者の自宅及びその周辺を訪問し、生活環境や生活状態を調査し、その結果を診断の際の最も重要な根拠として」きた地道な努力が裁判所に認められ、水俣病第三次訴訟において、原告が水俣病であることが証明されたのだった。

工場廃水が有毒であることを知りながら、放置したまま被害を拡大してきた原因企業のチッソ。化学工業推進政策の中で、被害が出ていることを認めず、できる限り隠ぺいする政策を貫いてきた国や県などの行政。

その冷酷無比な「犯罪行為」の被害の実態を、水俣協立病院を中心とする医療集団は、白日のもとに明らかにしてきたのだった。

## 不知火大検診の衝撃

水俣病第三次訴訟が争われている最中の1984（昭和59）年8月、水俣病被害者・弁護団全国連絡会議（水俣病全国連）が結成されていた。被害者が点在する全国の各地域がバラバラにたたかうのではなく、全国的な規模のもとでの大きなたたかいにしていくという目的だった。

熊本での水俣病第三次訴訟提訴に続いて、不知火海沿岸から全国各地に転居していった被害者たちが原告となって、1984（昭和59）年5月には東京で、1985（昭和60）年11月には京都で、さらに3年後には福岡でも、熊本と同様にチッソだけでなく国と県を相手にする国家賠償訴訟を提訴していった。

1986（昭和61）年12月には、御所浦町の町議会が「国の責任で早期救済を求める」決議を採択し、国に対して送付していた。こうした動きは不知火海沿岸の自治体議会に広がり、葦北郡田浦町や津奈木町、芦北町議会などでも同様の決議が採択されていった。

行政の責任を問う被害者や世論の気運が全国的に高まっていく中、水俣病第三次訴訟第一陣は１９８７（昭和62）年３月30日、熊本地裁において、チッソだけでなく、国や熊本県に対しても法的損害賠償責任を認める全面勝訴の判決を勝ち取った。

先に触れたように、この判決は、診断書を作成した医師たちの業績を高く評価した上で、未認定だった原告たちの病状について「感覚障害だけでも水俣病と診断できる」と判断して、原告全員を水俣病と認めた。

水俣協立病院の医師、看護婦などをはじめとした医療スタッフは、提訴後も引き続き、以前と同じように「掘り起こし活動」を展開していた。水俣病と認定されない被害者の数は、どこまでも増加していった。

熊本、鹿児島の両県では、１９８３（昭和58）年に申請患者が８０８人。このうち、認定患者68人に対して、棄却が４７６人、未処分患者累計が５６３６人。翌１９８４（昭和59）年には、申請８９４人、認定67人に対して、棄却６９６人、未処分累計が５８５８人と、圧倒的に多数の患者が、「申請しても認定されない」状況が続いていた。

水俣病第三次訴訟の原告と弁護団は、判決直後から再三にわたって国や県、チッソと交渉をおこなって、控訴を断念し、被害者を早期に救済するよう要請を繰り返した。しかし、判決から９日がたった１９８７（昭和62）年４月８日、国と県は敗訴判決を不服として福岡高等裁判所に控訴。法廷での争いがさらに続けられることになった。

水俣病全国連は水俣病第三次訴訟をたたかうために、1000人規模の原告による「大量提訴」の方針を掲げてきた。けれども現実には、第一陣で提訴した原告数は70名。1981(昭和56)年7月に追加提訴した第二陣で137名と、「大量提訴」と称するには原告数がまだまだ少ないのが現実だった。

そうした状況を打破するため、1987(昭和62)年11月下旬に、1000人規模の受診者を集めようという大規模検診が計画された。

このとき、水俣病被害者の会で事務局次長に就いていた野中重男はこう語る。

「1970年代にたたかわれた薬害スモン訴訟の経験から、裁判所に対して『この被害者の人たちを救済すれば、水俣病問題は解決する』という目途を示すこと。そして、行政に対しては、『これだけ大量の被害者を放置しておいては、統治能力を問われるぞ』という世論を突きつけること。これらを目標に、水俣病全国連では、少しでも多くの被害者が声を上げ、裁判に立ち上がる状況を作ろうとしていた。そのために、大検診が計画されたのです」

2年前の1985(昭和60)年8月には、水俣病第二次訴訟で福岡高裁が「四肢末梢の感覚障害だけで水俣病といえる」という判決をいい渡し、各種条件の組み合わせが必要だとした「昭和52年判断条件」を「狭きに失する」と切り捨てた。「四肢末梢の感覚障害だけでも水俣病」という病像論は、この高裁判決が上告されなかったことで確定していた。

1987（昭和62）年3月には、国や県など行政の責任も認める水俣病第三次訴訟の判決が出された。

国の「切り捨て政策」によって行政から認定されない患者があふれていたこの時期だったが、司法による救済、すなわち「名乗り出て裁判をすれば救済される可能性がある」という気運は逆に高まっていたと野中はいう。

日常診療や休日の検診は、引き続き継続していた。だが、そうした通常の検診だけでは対応しきれない数の患者を、一気に診察しようと大検診が企画されたのだった。

実は、水俣病全国連から提起されていた大量提訴の方針には、水俣病第三次訴訟の原告や被害者の会の世話人たちは当初、あまり乗り気ではなかったといわれる。

「原告を増やすと、自分たちの救済が遅れるのではないか」

「そんなに原告が増えても、自分たちの集落では面倒をみきれんぞ」

そうした消極的な声を覆したのは、患者たちの診察の先頭に立ってきた藤野医師だった。

京都や大阪、名古屋や広島など、全国各地で取り組まれた水俣病検診にも、必ずといっていいほど出向いていた藤野医師。県外居住者の苦しみに接し、被害者救済のためにともに奮闘する各地の医療スタッフや弁護団の姿を見てきた藤野医師が、「全国に呼びかけて100人の医師を集めますけん、大検診をやりましょう」と熱を込めて提起したのだと野中は語る。

「最初は私たちも、お医者さんが100人きても、それに見合う数の受診者はとても集めきれない、と思っていました。けれど、全国連の方針の正しさはわかるし、藤野先生の勢いはすごい。しだいに、これは総力をあげて取り組むしかないと思うようになっていったのです」

——水俣病の全面解決をめざす　部落集会の御案内

——無料　11月28日と29日　水俣病検診の御案内

手書きやワープロで作ったコピーのビラを水俣や田浦、御所浦など各地域に配布し、野中や被害者の会事務局長だった中山たち、さらには水俣協立病院のスタッフも総出で、不知火海沿岸の集落を回り歩いた。

受診を呼びかける主な対象者は、すでに認定申請したが棄却されてしまった患者、申請中で裁判を希望している患者、30代から40代の若年の患者という層にしぼった。

手分けして全戸配布したビラは2万枚。新聞折り込みは2万6000枚。申請したが棄却された患者に送った手紙は、3000通に上った。

水俣病への偏見や差別意識は、どの地域にもまだ強く残っていた。事実無根の風評もあちこちで流された。

「検診に行けば金をとらるっと」

「協立病院の金集めのためにそぎゃんことすっとやろ」

水俣病第三次訴訟の原告団に加わっていた御所浦島の漁師、浜崎初彦は、夜中の間に、生活の糧である漁船を何者かによって海中に沈められるという妨害にあった。御所浦町では右翼と思われる人間から「会場を貸すな」と町に圧力がかかり、予定していた町の施設が使えなくなってしまい、急きょ、寺を借りて会場を設営しなければならないという事態も起こった。

逆風も吹く中、28カ所で実施された地域集会では、患者会の人たちが先頭に立って、「仲間」となるべき受診者集めにがんばった。

一方で、1000人の患者を2日間で検診するためには、医師や医療スタッフ、事務スタッフも膨大な人数を必要とする。これら人員の手配には藤野医師が率先して、熊本県内だけでなく全国の民医連などにも呼びかけて一人でも多くの参加をと募った。

水俣病患者の救済のために尽力してきた水俣協立病院の実績、医療集団の努力は、全国的に知られていた。呼びかけに応じて、11月28日、29日の2日間に19カ所の会場で実施された検診には、医師110名、看護婦67名、検査技師13名、事務職員30名などの医療スタッフに加えて、61名の弁護士、21名の学生なども参集。総数345名のスタッフが、北海道から沖縄に至る全国から、水俣病患者の救済のために集まってきたのだった。

半年ほどの準備期間をかけ、患者自身も含めた医療集団が努力をした結果、1000人を目標とした、この2日間の不知火大検診は、1088名の患者が受診する文字通りの「大検診」となった。様々な困難があった御所浦島の嵐口からも、100人を超える受診者が集まった。

検診で出てきた数値のまとめは、長年にわたって水俣病救済に取り組んできた峰子たち医療従事者にとってさえ、衝撃的といえるものだった。

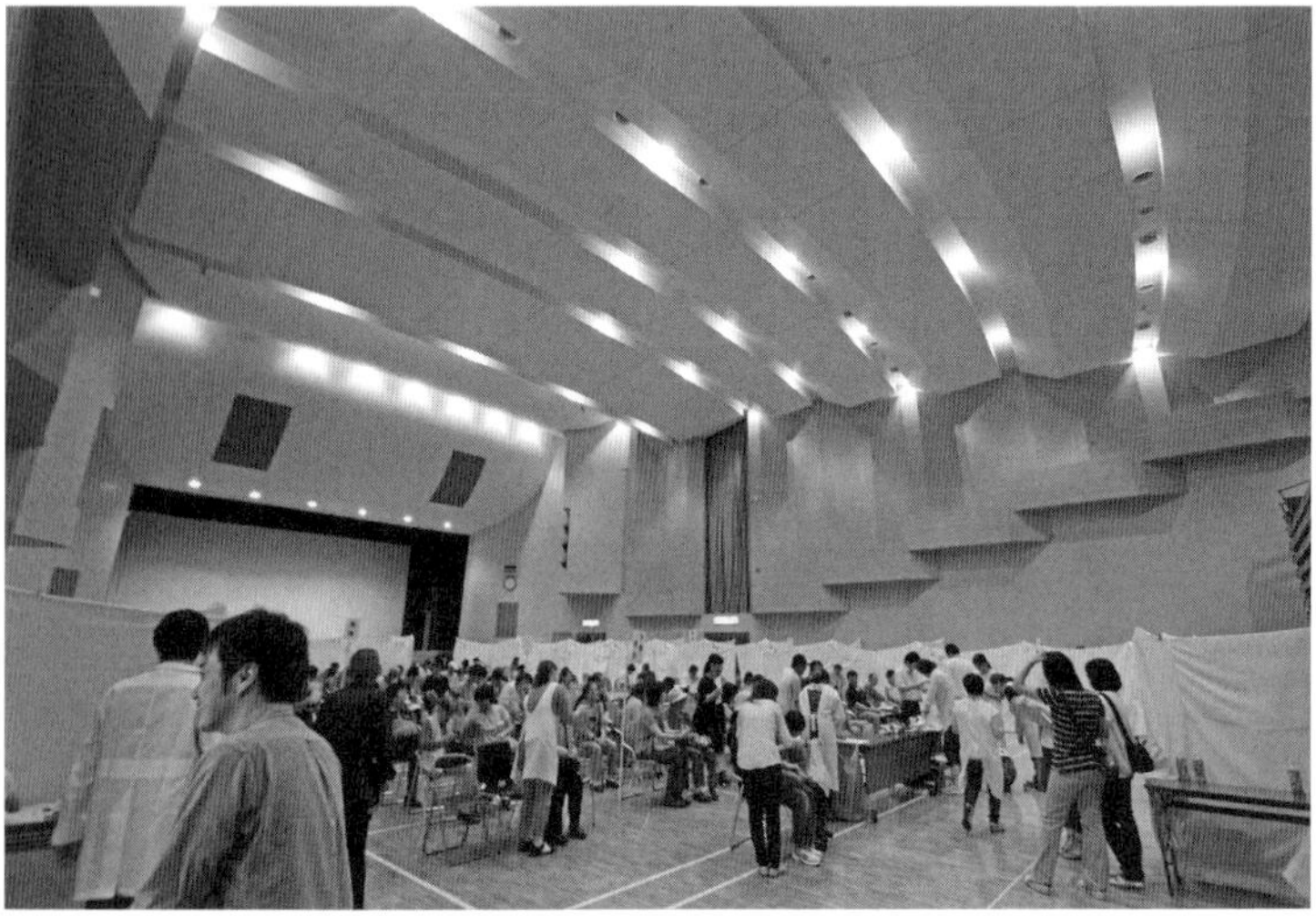

不知火海一円で実施された大検診

受診した1088名のうち、「水俣病」と診断された患者は半数を超える54%の587名。「水俣病疑い」が24・9%の271名。受診者総数の実に8割近くの人びとが、水俣病、もしくはその疑いと見られる症状をもっているという結果となった。

検診を受けた人たちの中で、認定申請か、裁判への参加を希望する患者は、66・5%の724人に達した。その新たな患者たちも参加して、翌1988（昭和63）年1月に水俣病第三次訴訟に追加提訴した第八陣原告は、289人だった。

この時点で、水俣病第三次訴訟は原告総数1000人を超える、大規模な集団訴訟となったのだった。

1088人が受診をした不知火大検診は、さらに驚くような事実を示していた。大検診の日に初めて水俣病の検診を受けたという人が、受診者の

3割を超える334人もいた。そして、そのうちの74・3％にあたる248人が、水俣病、または水俣病の疑いという診断を受けていたのだ。

水俣病の症状がありながら、名乗り出ることができないまま、救済の手が届かないままの被害者は、まだ埋もれている。不知火大検診は、膨大な数の患者を新たに掘り起こすとともに、少なくない数の患者が人知れず取り残されている現実も明らかにしたのだった。

## 人生を語り始める——患者として家族として

「かぞくしんぶん　ふぁみりぃ」

手書きで題字の記されたワープロ打ちの家族新聞が、山近峰子の手元に残っている。第1号の発行日は1984（昭和59）年2月1日。発行者は山近茂で、表紙には、7歳になった長女、真旗子の描いた雪だるまの絵が大きく掲載されている。その下には、「編集長」茂の意気込みがこう記されている。

「いよいよ創刊。家庭のしあわせと政治（平和の問題）を正しく結ぶ『かぞくしんぶん』のスタートです。月1回の定期発行を守り、身近な話題をとりあげていきます」

この家族新聞が創刊されたとき、峰子は30歳。水俣協立病院も開設から6年目に入り、日常診療にも、水俣病患者の検診活動にも多忙な日々を送っていた。

家庭では、7歳の長女の真旗子、4歳の長男、統一、そしてまだ6カ月の二女、朱《あけみ》という3人の子どもの母親になっていた峰子。不知火大検診のときも、休日や夜間の集団検診のときも、出月で一人暮らしをしている実家の母親に子どもたちを預けて、精力的に活動に参加していた。

その山近家の家族新聞の第7号に、こんな記述がある。

「朱ちゃんは満1歳の誕生日、7月24日。この日、おかあさんは、熊本市で開かれた水俣病学習講演会に招かれ、『私の愛した人たち』と題して講演。水俣病被害者の家族として、また看護婦として母親としての思いを切々と語りました。……」

以前から峰子のもとには、「水俣病の話をしてほしい」という依頼がいろいろな組織から寄せられていた。水俣で生まれ、水俣で生きてきた峰子には、他の誰にも語れない苦労話があるはずだと、峰子を知っている人たちは考えていた。

だが、峰子自身は気が進まなかった。

「なんで、自分がキッか話ばせんといかんとね……」

人前で話をするのは、慣れていなかった。水俣病に苦しまされた日々をあらためて振り返るのは、耐え難い重荷をさらに重くして、心の中に抱え込むように感じられた。

しかし、いまだに多くの人が、水俣病に苦しめられ、取り残されているのはわかっていた。その人たちへの救済を少しでも早く進めなければならないという強い思いは、峰子も心の中に強くいだいていた。

父親の弥平は水俣病に倒れ、長い年月を寝たきりのまま過ごして亡くなっていった。母も自分が認定患者となっただけでなく、父の介護に辛酸の日々を味わわされた。峰子自身も、水俣病が原因と思われる症状を抱えながら、看護婦として10年の歳月を被害者たちとともに生きてきた。

水俣病患者として、家族として、そして、医療人として。すべての立場からの経験を語れる人は、他にはいないかもしれない。その気持ちが、看護婦として水俣病の患者たちと関わり始めて10年がたったこのころ、峰子の心の中のもやもやとした思いに踏ん切りをつけさせたのだった。

自分の体験を話すため初めて人前に出たのは、1984（昭和59）年7月24日。熊本市で開催された、水俣病闘争支援連絡会議主催の「水俣病学習会」の場だった。「第三次訴訟の意義」について講演した板井弁護士とともに、峰子は大勢の参加者の前に立った。

自分の半生を言葉につづることにも、話をすることにも、慣れているわけではない。峰子は事前に、茂に原稿を書いてもらい、原稿を読み上げるようにして話をしていった。

「私は昭和28（1953）年、畳職人を父に、5人兄弟の末っ子として生まれました。私が生まれ育った水俣市の出月というところは、いわゆる水俣病の濃厚汚染地域です。……」

そういう言葉で始まるこの日の講演には、父親の弥平が倒れてからの日々、献身的な介護で弥平に尽くした母親の自己を投げ打ったような日々、偏見や差別から逃れたいと若さの中で苦悶した自らの日々がつづられていた。

それらすべての日々。峰子の30年の歳月を根底から歪め、厳しく辛いものにしてきたのは、チッソという大企業が被害を知りながら垂れ流し、国や県など行政がわかっていながら放置してきた「水俣病」という公害だったという真実が、会場で聞いている聴衆の胸に迫ってきた。

「水俣病というのは、それにかかった人はもちろんですが、家族やその周りの人までが被害者なのです。精神的、肉体的にどんなに辛い思いをすることでしょう。とても口では言いあらわすことはできません。……」

父や母の暮らしの様子から話をしていった峰子はやがて、自分自身にもメチル水銀の被害があること、そういう体を抱えながら、被害者とともにたたかってきたことについてこう語った。

「先ほど、被害者の家族として、といいましたが、私自身にも軽度の知覚障害があります。地元、水俣出身の若い職員の中にも、軽い振戦や構音障害がある人もいます。今なお、水俣病は続いています。終わってはいないのです。

救済されずに、病をおして裁判に立ち上がっている人。認定されても、死とたたかっている人。これから先、症状が進行する人。そしてこうした中で、水俣病の治療・研究に取り組み続けている医療集団が、現地水俣に存在することなど、一人でも多くの人に、今の水俣の現状を知っていただきたいと思います。……」

家族のこと、自分自身のこと、医療従事者として水俣病とたたかってきたこと。自分の人生のすべてを人前で語った峰子には、もうためらいはなかった。

この日の講演を皮切りに、医療従事者の集まり、クリスチャンの人たちの集会、そして、水俣病

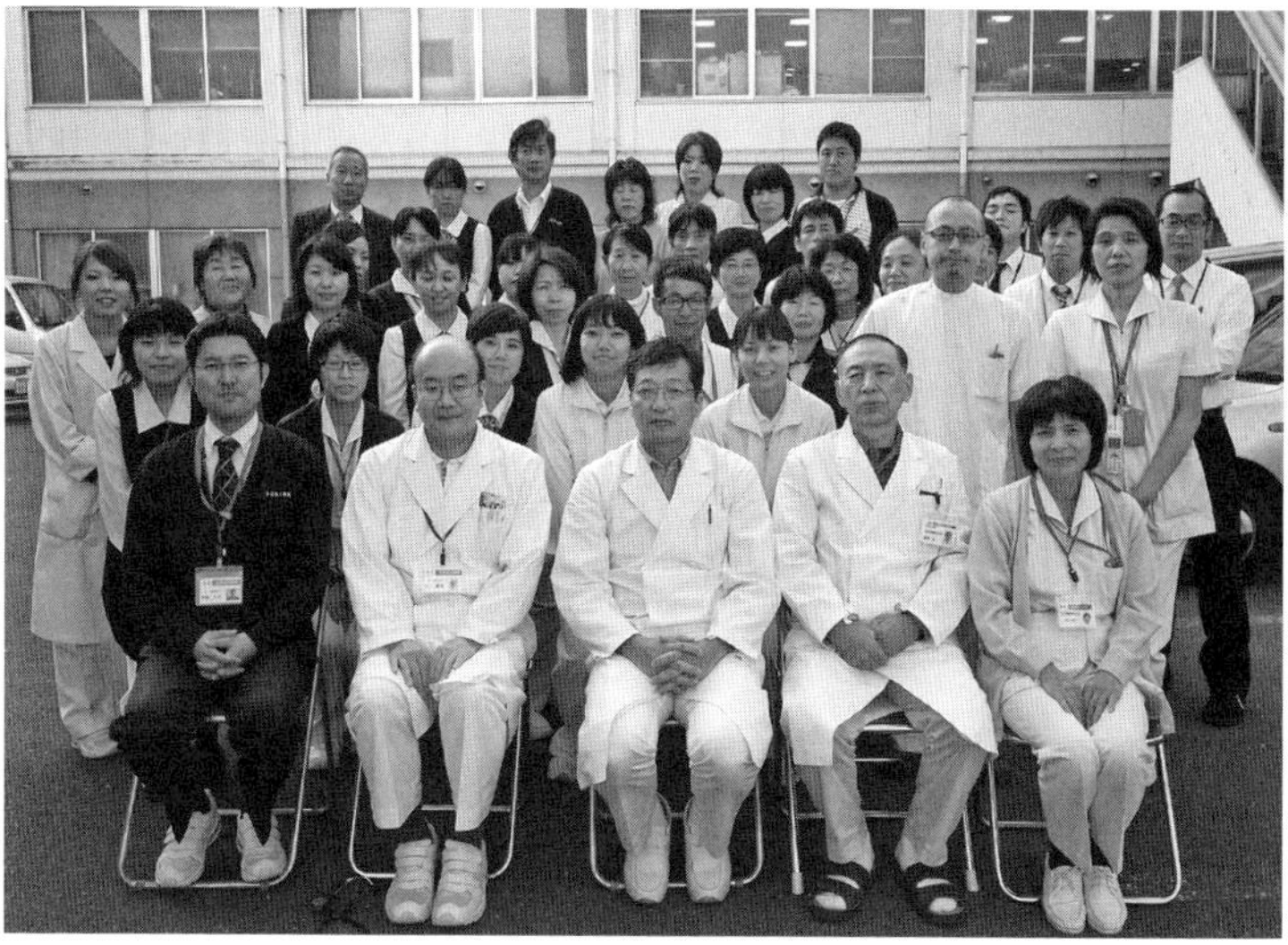

医療集団の一員として半生を歩む峰子（前列右端）

被害者支援者の集まりなど、あらゆるところへ出向いていき、峰子は水俣病とたたかってきた人生を語っていった。

訴訟が始まっていた東京では、千代田区の労働組合協議会（区労協）で、支援者の活動を力づける話をした。各地の中学校や高校に招かれて、若い世代に「水俣病の真実を知り、伝え続けていくことの大切さ」を訴えることもあった。

最初の講演のときから何年か後になって、東京の民医連で、若手の看護婦や薬剤師を前にして話をした。そのとき峰子の話を聞いた看護婦たちは、次のような感想文を残した。

――「チッソ・水俣病」という言葉は、中・高校で学び、その後、疾患の学習などで看護学校で一般的な授業で学んだだけで、頭の片すみに記憶されている言葉でした。今回、山近先生の話をきき、幼いころから偏見・差別が地域一帯にあることでの苦労話など、一緒にウルウルしてしまう場面もありました。体験しているからこそ伝えられる貴重な内容でした。……

――水俣病の事実をまず知ることが出来て、今日、講義をきけて、本当に良かったです。水俣病の父・母のことを通して、民医連と出あい、学ぶことによって、山近さん自身が生まれかわって、本当にゆたかな人生を歩まれていることに感動しました。

人間って、いつでも変わることが出来るんですね。苦しい現実も、なぜ、こうなるのか、その背景に何があって、何が正しいことなのかをきちんと知ることが大事だと思います。事実から出発して、学んで、同じ目標をもつ人びとと力をあわせることで、社会も変えていけるのですね。……

聞く人たちに多くの感動と勇気を与え、自分自身が生きてきた歳月を振り返る峰子の「語り」は、その後、現在に至るまでの長い間続けられていくことになる。

## 「目先だけの対策」に頼る国

「昭和52年判断条件」を批判した水俣病第二次訴訟の控訴審判決が、1985(昭和60)年8月16日にいい渡された直後から、裁判の原告たちは支援団体の人たちの助力を受け、環境庁長官、熊本県知事、チッソ本社などと交渉をおこなった。

その後、控訴審判決に対して、チッソは上告を断念して判決が確定。国は被害者に対して、判断条件を検討すると約束した。

ところが先述したように、実際には、国は2カ月後の10月に「水俣病に関する医学専門家会議」という学者たちの会議を開催したが、会議はわずか1日の議論で「判断条件は妥当」との結論を出してしまう。

これを受けて環境庁は、「判決を下した裁判官は医者ではないが、専門家会議は神経内科の世界的権威を集めたもの。双方の見解にズレがあるなら、医者の考えをとる」と述べて、認定基準は現行通りで変更しないという態度を固持したままだった。

しかし、認定申請をしながら未処分の状態で放置されている被害者の数は、熊本県だけでも、1984（昭和59）年に5000人を突破して5082名となった。翌1985（昭和60）年にはさらに100名以上が追加され、5187名へと増え続けていた。

一方では、1980（昭和55）年に提訴された水俣病第三次訴訟は、大阪から東京、京都と各地に訴訟の波を広げ、全国の患者たちが次々と声を上げ、立ち上がり始めていた。

「昭和52年判断条件」では切り捨てられてしまう、四肢末梢の感覚障害などを主徴とする水俣病患者たちにも救済の手を差し伸べない限り、水俣病が解決に向かわないことは誰の目にも明らかになっていた。

このような情勢の中で、当時の石本環境庁長官は1985（昭和60）年11月の衆議院環境委員会で、「特別医療事業」の開始を示唆した。

国が「ボーダーライン層」と呼ぶ軽症の患者に対して、水俣病であると認定はしないまま、医療費自己負担分を国が支給するという制度だった。だが、この制度には公表直後から、水俣病全国連など患者組織や被害者から反発の声が上げられた。

理由の一つは、すでに水俣病第二次訴訟の確定で、水俣病であることがはっきりしている四肢末梢性感覚障害の患者などを、国が「ボーダーライン層」としてこの制度の対象としているところにあった。水俣病として認定されるべき患者が国から認められず、医療費の助成を受けるだけになってしまうからだ。

さらに、この特別医療事業には、3年間有効の手帳をもらって医療費自己負担分の助成を受けた場合には、「認定申請をしない」という条件がつけられていた。また、認定対象者の居住地に、線引きを持ち込む制度にもなっていた。

本当の救済を目的としていたというよりも、認定患者を何としてでも減らしたいという国の意図が、露骨に表われたとしかいえない事業だったのだ。

被害者とその支援者たちの力の高まりが、四肢末梢の感覚障害など軽症の患者に対しても、何らかの措置を取らなければならないところまで行政を追い込んでいた。それでも国は、被害救済に様々な条件をつけ、被害者を真の救済から遠ざけようとしていたのだ。

水俣病に根本的な解決をもたらす政策、制度ではなく、その場しのぎの対策の迷宮に、国は入り込んでいた。

被害者側の反発もあって、環境庁長官による制度創設表明の翌年、1986（昭和61）年6月に施行された水俣病特別医療事業では、熊本県が「該当者」として通知を送付した患者はわずか83名のみ。しかも、1カ月後に手帳の交付が決定された被害者は52名という少数に過ぎず、実質的な被害の救済にはまったくつながらなかった。

この年の12月17日に開かれた熊本県議会では、特別医療事業該当者の25％が、医療費補助を拒否して再申請をしていることが明らかにされた。認定申請をさせない特別医療事業というやり方が、被害者の多くに受け入れられないものであることが数字の上からも明らかになったのだ。

その後、1987（昭和62）年11月には不知火大検診が実施され、水俣病第三次訴訟の原告数は1000人を超える規模にふくらんでいった。特別医療事業の効果がほとんどないとわかってくると、国は1992（平成4）年になって、特別医療事業を継承「拡充」させるとして、療養手当をプラスした「総合対策医療事業」を打ち出してくる。

だが、この総合対策医療事業においても国は、対象者に「認定申請をしない」ことを条件として義務づけていた。また、救済対象者は、「判定委員会によって疫学的条件を満たし、四肢末梢に感覚障害がある者」のみという条件を付与した。

さらに、熊本県は被害者の居住地域として、「大字単位の地区に水俣病認定者1人以上がいる地域」

という、極めて限定された範囲に対象地域を設定する考えを表明した。

こうした行政のやり方に対して水俣病被害者の会は、水俣病第三次訴訟の原告全員に総合対策医療事業を適用することを県に要請した。県は議会で、「対象地域外居住者でも、要件を満たせば対象者とする」と表明せざるを得ないところに追い込まれていった。

一方で、水俣病の真の解決を求める世論が高まり、各地の訴訟では解決に向けた和解のための協議が進められていった。1990（平成2）年9月の東京訴訟を皮切りに、熊本での水俣病第三次訴訟を始め、各地の裁判所が和解勧告を出し始めていた。

被害者側が和解を求めた根底には、1956（昭和31）年の「水俣病公式確認」からしても、すでに30年近くがたっているという現実があった。被害者たちのほとんどが、高齢化してしまっていた。

この先、何年かかるかわからない裁判で勝訴したとしても、亡くなってしまってからの判決では被害者には意味がない。「生きているうちの救済を」が、原告団や被害者を守る運動のスローガンになっていたのだった。

## 「41歳の看護学生」になって

水俣協立病院では、しだいに患者数が増えて手狭になったので、病院の隣接地に1990（平成

2）年4月、水俣病の患者を中心にしたリハビリテーションと精神科部門を専門とする水俣協立理学クリニックを開設した。所長には、長年、水俣病患者の診察を続けてきた藤野医師が、水俣協立病院院長の籍から異動した。

病院にやってくる患者の中では、水俣病の人が多いことに変わりはなかったが、診療所から病院となってからは、消化器や循環器など一般的な疾患の患者数もどんどん増えていた。1980（昭和55）年には、水俣・芦北・出水地区で初めての頭部CTを導入するなど、医療態勢も一段と充実していた。

外来看護婦から病棟看護婦を長年務めてきた峰子は、水俣病の患者が高齢化していることも肌で感じていた。入院していても、徘徊するような患者や、介護施設に入所しなければならない患者も数多くいた。

そうした状況に対応する目的もあって、水俣協立病院では1999（平成11）年には「訪問看護ステーション」を設立することになる。

看護や検診に追われる毎日の中で、峰子は1992（平成4）年に4番目の子ども、魁《さきがけ》を出産していた。妊娠していた時期にも、病棟看護婦として夜勤もこなしながら迎えた出産だった。

その魁がようやく2歳になった1994（平成6）年4月、峰子の看護婦としてのキャリアに、新たなステップが加えられる。まだ手にしていなかった正看護婦の資格を取得するために、「41歳の看護学生」として、夜間の看護学校に通い始めたのだった。

中学校を出てから2年間通った准看護学校を1970（昭和45）年に卒業して、17歳から始まった峰子の看護婦人生は、すでに25年目を迎えていた。それだけのキャリアを積んできたのだが、資格としては准看護婦のままでここまでの勤務を続けてきた。

峰子が水俣診療所に就職するきっかけを作り、婦長としてずっと峰子を引っ張ってきた上野からは、正看護婦の資格を取るように何度も勧められていた。だが、目の前に積み重なる公私の仕事に追われて、これまでは時間を作る余裕がなかった。

水俣診療所から病院となっての日常診療。夜間や休日を利用しての水俣病の「掘り起こし検診」。家庭では母として、妻としての役割があり、あまりにも多忙な毎日を送ってきた。

40歳を過ぎてようやくわずかなゆとりができて、峰子はやっと看護学校に通えるようになったのだった。

准看護婦は、基本的に正看護婦の指示のもとに仕事をする。病院の中でも中堅以上の年齢になってきた峰子には、いずれ婦長の職に就くことも求められる立場になった。准看護婦の資格のままでは婦長になることはできず、病院の要請にも応えられない。41歳という年齢は峰子にとって、「最後のチャンス」ともいえるときだったのだ。

ただし、看護学生となっても、水俣協立病院での勤務は以前と変わりなく続けなければならなかった。日中の仕事を終えて家に戻り、まだ小さい魁をはじめ子どもたちを実家に送り届け、母親に面倒を見てくれるよう頼んで看護学校に向かった。

看護婦としての25年のキャリアはあったが、知識や学問としてあらためて勉強する看護学は新鮮なものだった。自分のたどってきた実践を再確認させてくれる、興味深い内容ばかりだった。

夜間だけ学校に通って正看護婦の資格を取るには、3年間の通学が必要だった。2年間は病院勤務と並行して勉強を続けたが、最後の1年間は医療機関での実習をしなければならない。峰子は最後の1年の間は、水俣協立病院を休職せざるを得なかった。

こうして、3年後の1997(平成9)年3月、44歳にしてようやく正看護婦の資格を手にすることができたのだった。

峰子が看護学校に通った1994(平成6)年から1997(平成9)年の間は、水俣病のたたかいの上でも大きな転機があった時期だった。

水俣病全国連は1990(平成2)年3月20日、水俣病問題の全面解決を迫る総決起集会を東京で開き、全国の被害者、弁護団、支援者など900人が参加。同時に、東京地裁に対して解決勧告を要請した。

6月7日におこなわれた第15回全国公害被害者総行動では2500人が参加し、水俣病の「早期完全救済を要請する署名」13万筆を政府に提出した。

8月25日からの第13回全国水俣病現地調査には、全国から1000人が参加。総決起集会で、板井弁護士が運動の意義や方向性について基調報告をおこなった。

全国から湧き上がる「水俣病早期救済」を求める国民の声に押されるように、9月28日、東京地裁は各地にさきがけて「和解勧告」を出した。そして、この勧告に対して当時の熊本県の細川護熙知事は即日、「誠に悲しむべき事態である」として、勧告受諾の意思を表明した。

東京地裁を皮切りに、10月4日には熊本地裁で、10月12日には福岡高裁で、10月18日には福岡地裁で、11月9日には京都地裁でと、5つの裁判所で立て続けにほぼ同様の和解勧告が出されていった。

しかし、これほどの情勢になりながらも、政府は10月29日に水俣病関係閣僚会議を開き、国は水俣病発生に責任はなく、「行政の根幹に関わる問題である」として、判断条件は医学的定説だという態度を貫き通した。

国が話し合いの席につかないまま、原告側と熊本県の間で和解協議は進められた。そうした最中の1993（平成5）年8月9日、熊本県知事だった細川護熙が立ち上げた「日本新党」が衆議院議員選挙で勝利し、非自民の連立政権が誕生。選挙に際して「和解による早期解決が望ましいと考えます」と語っていた細川首相が誕生したことで、水俣病問題の全面的な解決への期待が高まった。

ところが、政権に就いた細川首相は「気持ちは変わらないが、立場が変わった」と、和解に対して後ろ向きの姿勢に一転。そして、就任から1年もたたない1994（平成6）年4月8日、突然、首相辞任を表明してしまった。

救済への道が開けると期待をいだいた水俣病の原告、被害者たちの間に、大きな失望が広がった。

それでも、水俣病の根本的な解決を求める方向へ傾き出した世論は、すでに後戻りを許さない勢

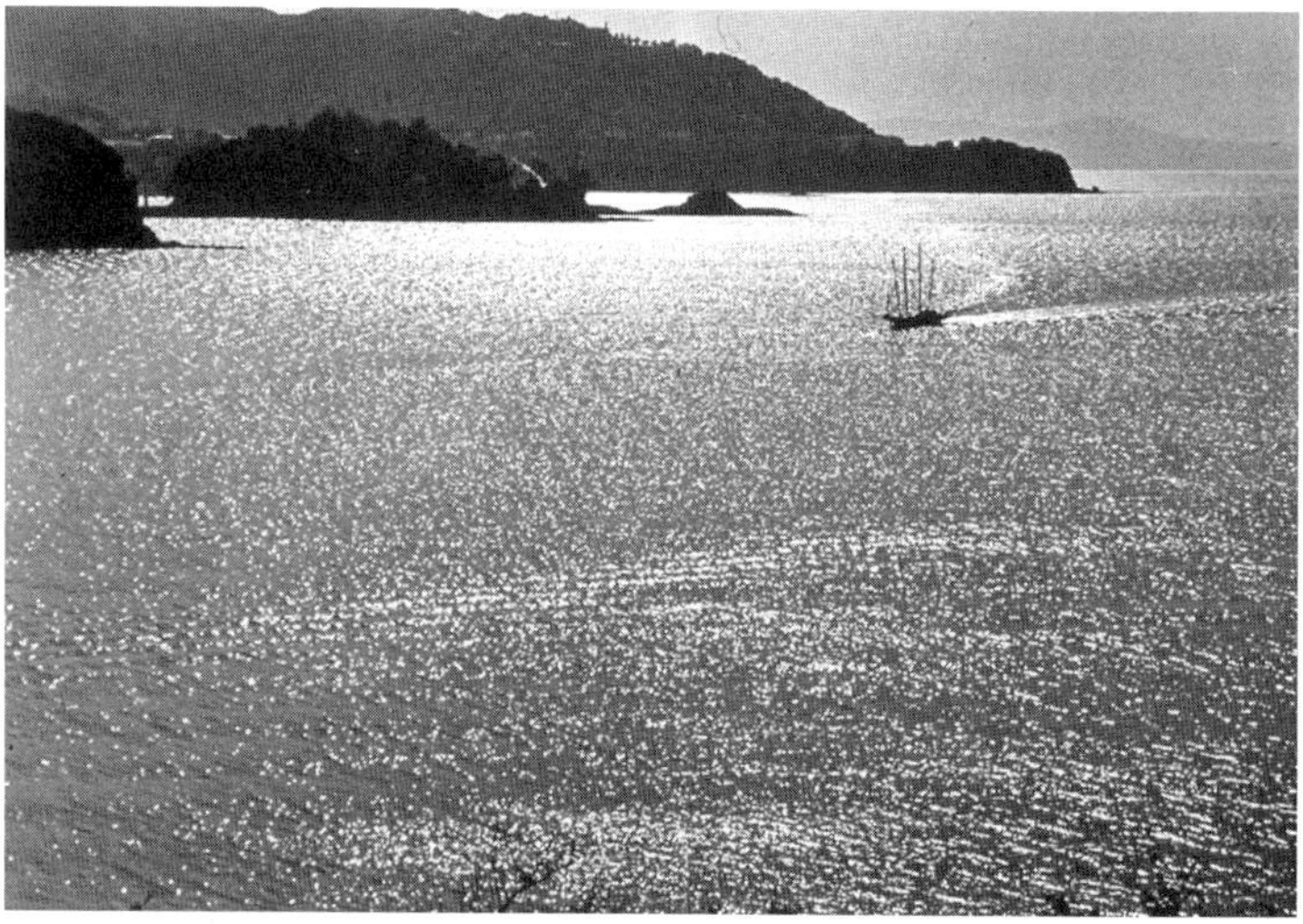

海はどこまで汚されているのか（不知火海）

いで政府を動かすまでになっていた。

水俣病全国連などの運動のさらなる高まりの中、1994（平成6）年6月30日に発足した自民・社会・さきがけ連立政権で首相に指名された村山富市社会党委員長は、水俣病問題に関して「心からの遺憾」を表明。12月15日の「政府解決策」の閣議決定へと動いていった。

## それでも水俣病は終わっていない

水俣駅から列車に乗り込む峰子の、足取りは重かった。

「伯母の葬儀にも出ないで、こんなことをしていいんやろうか……」

後ろめたい思いに心の中で煩悶《はんもん》しながら、「これが最後の機会になるかもしれん。今日しかないんや」と考えて直して、峰子は気持ちを奮い立たせた。

1997（平成9）年10月8日。峰子はこの日、生まれて初めての「水俣病検診」を受けるために、熊本市内にある熊本大学医学部附属病院に向かっていたのだった。

前々年、1995（平成7）年の9月28日、環境庁は「水俣病問題の解決について」という解決案を提示。「一定の疫学条件と手足の末端ほど強い感覚障害を有する」被害者を対象に、一時金260万円を支払うなどとした。

その後、被害者の会などが「一人の切り捨ても許さない救済」を求めて運動、働きかけを続けた末、環境庁案を基本とする「最終解決策」が、年末に近い12月15日、村山内閣の水俣病関係閣僚会議で正式決定された。

12月22日の水俣病第三次訴訟口頭弁論で原告側は、「水俣病患者としての救済にはほど遠く不満だが、私たちの正義のたたかいが国という大きな山を動かした」と表明。板井弁護士は、「解決案は行政の大量切り捨て政策を転換したという意味で評価する」と陳述した。

明確に「水俣病である」と認定されることはなかったが、この解決策によって、多くの被害者が実質的に救済されることになった。

翌1996（平成8）年1月7日、水俣病全国連は全国から集まった800人による集会を開き、「一人の切り捨ても許さない」ことを確認して、解決策を受け入れる決議をした。

被害者側の受諾によって、水俣病総合対策医療事業は、「水俣病の最終的な救済」になるといわ

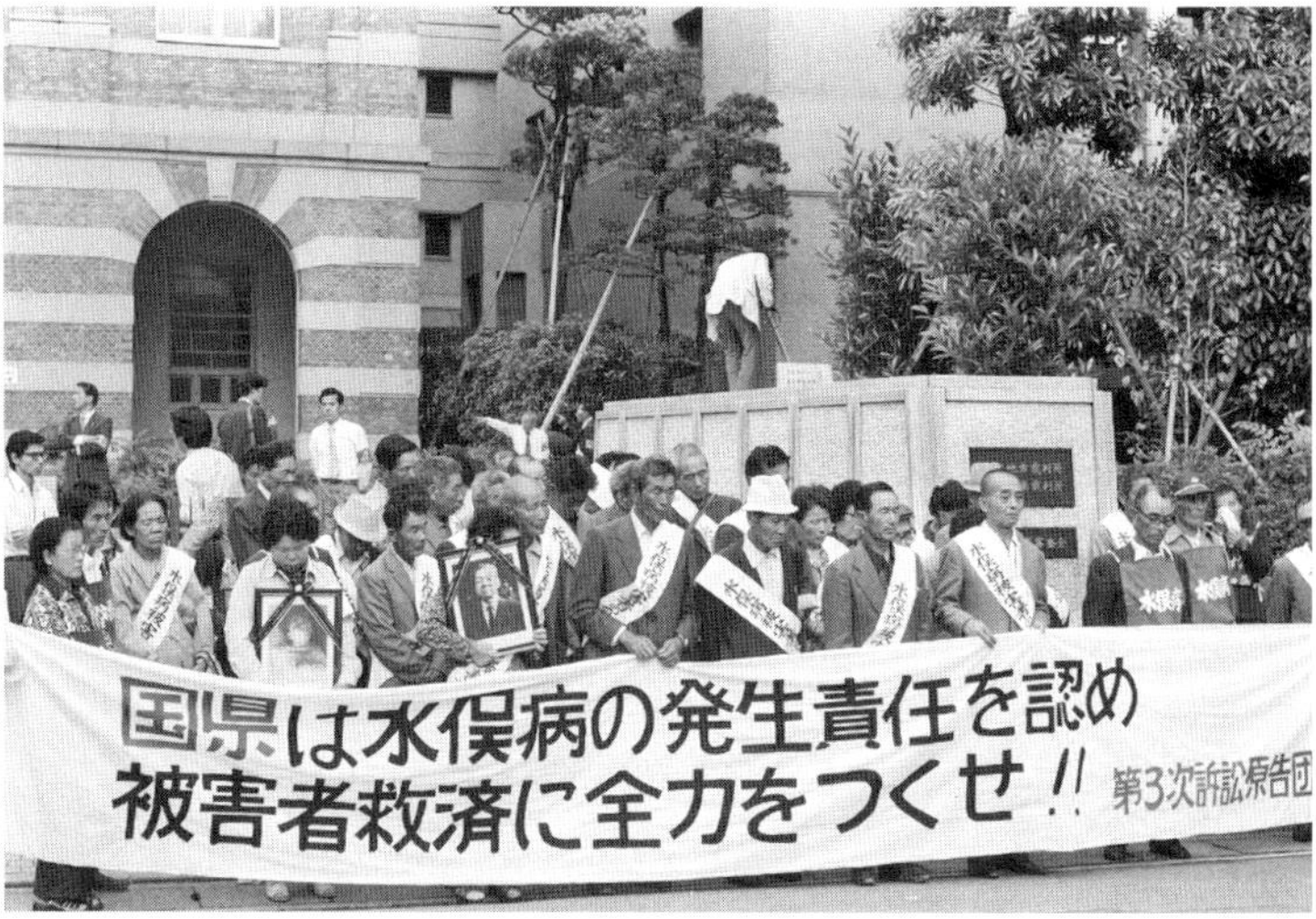
国県は水俣病の発生責任を認め
被害者救済に全力をつくせ!!
第3次訴訟原告団
真実を求めて立ち上がる水俣病患者たち

れた。

その救護を受けるために、峰子は水俣病検診に向かったのだった。

峰子はこれまで、自分自身の水俣病の症状について医師の診察を受けたことはなかった。

父も母も認定患者で、同じ年頃の胎児性や小児性の水俣病患者もたくさんいる濃厚汚染地域で生まれ育っている。父親の仕事は畳職人だったとはいえ、母親の実家は袋地区の網元で、食卓には常に大量の魚が上っていた。峰子もメチル水銀の影響を受けていることは、間違いがないものと思われた。

水俣病によくある症状も、若いころから少しずつ出始めていた。手足のカラス曲がりは1日に何回も起こった。口のまわりを虫がはっているようなむずむずする感覚、手足のしびれは、年を追ってひどくなってきた。

ある冬の日、台所で家族の茶わんを洗っていたときのこと。「お母さん、湯飲み茶わん取って」という娘の声に、峰子は手元にあった茶わんを湯ですすぎ、布巾で拭いて手渡した。すると、受け取った瞬間に娘は、「熱っ」といって茶わんを取り落としてしまった。

「お母さん、こんな熱い茶わん。触っても大丈夫なの？」

娘にいわれて初めて峰子は、拭いた後でも触れないほど熱くなるような熱湯で茶わんを洗っていたことを知らされた。

熱いという感覚も、ケガをして「痛い」という感覚も、ほとんど感じないほど、手先の感覚麻痺が進行していたのだ。

峰子の様子に気づいて、藤野医師は何度も水俣病の検診を受けるように勧めた。早い時期から申請をしていれば、認定された可能性も高かっただろう。

しかし、峰子はこれまで、一度として水俣病の診察を受けはしなかった。

「そこは、どうしてもしきらんかった。やっぱり、『金がほしかねえ』と思われるのが嫌やったけんねえ」と今、峰子は語る。

若いころ、「水俣病の患者は金ほしさに認定を受ける」と、何度も聞かされた偏見や差別。その記憶が、何歳になってもトラウマのように峰子の心にまとわりついていた。桎梏《しっこく》は、「公害の責任は企業と国にあり、被害者は補償を受けるのが当然の権利だ」と理解するようになっても、払拭できるものではなかったのだ。

水俣病と診断されることそのものへの、恐れもあった。自分がもしメチル水銀の被害を受けているとしたら、子どもたちにまで悪い影響が遺伝するのではないか。あり得ないことだとわかってはいたが、どうしようもない漠然とした不安をぬぐえなかった。

ただ、この機会をもし逃せば、父や母と同じように自分をも苦しめてきた辛い症状の、原因を明確にすることはできなくなってしまうかもしれない。

そういう思いが、峰子を生まれて初めての受診へと駆り立てたのだった。

「水俣病の最終的な解決」になるといわれた1996(平成8)年の水俣病総合対策医療事業は、「国や県の法的責任が不明確」であること、「患者が水俣病と認められない」ことなど、いくつかの問題点を残していた。

その一つが、「これまで一度も申請をしたことがなく、今回初めて救済を求める患者の診断書は、国公立の医療機関によるものでなければならない」という項目だった。診察を受けるのも申請するのも初めてとなった峰子は、熊本大学医学部附属病院まで出向いて受診をしなければならなかったのだ。

予約をした当日は、母親の姉である伯母の葬儀と重なってしまった。親族にも知人にも「水俣病の診察を受ける」と話せなかった峰子は、兄たちには「用事があるから」と理由をあいまいにしたまま、葬儀を欠席せざるを得なかった。

もやもやとした思いをいだきながら診察を受けた結果は、明らかな「水俣病」の症状だった。峰子は診断書をもとに水俣病総合対策医療事業に申請をして、一時金と医療費補助のある医療手帳を受け取った。

「政府解決策」といわれたこの制度によって、一時金を含む医療費補助の対象となった被害者は、熊本、鹿児島両県で1万353名。医療費補助のみの「保健手帳」の対象となった被害者は、1187名に上った。

1万人を超える被害者に救済措置が取られたことで、被害者が念願としてきた「生きているうちの救済」が実現した形になった。多くの人びとの口から、「これで水俣病は終わった」という言葉が聞かれた。

水俣病全国連は1996（平成8）年5月19日、チッソとの間で協定書を締結し、全国連関係の訴訟もすべて終結した。

だが、初めて救済の手帳を受け取りながら、峰子の心は、それでもすっきりと晴れ渡ることはなかった。

今までにない数の被害者が手を挙げ、過去最大規模の救済措置が実現したのは間違いない。しかしそれで、不知火海沿岸で暮らしていたすべての被害者に、何十年にもわたって汚染され続けた海と暮らしてきた被害者すべてに、本当に救済の手は届いたのだろうか。

その問いに対して、峰子が思い浮かべられるのは「否」という回答だけだった。

幼いころから仲のよかった近所の知り合いの中にも、医療活動の中で出会ってきた様々な水俣病患者たちの中にも、今回の事業に対してさえ声を上げていない人がたくさんいた。その人たちも、水俣病に間違いないとしか峰子には思えなかった。

「水俣病の患者は、まだまだいっぱいおるたい……」

峰子は実感として、そう思わざるを得なかった。さらに取り残されている人びとに、手を差し伸べなければならないと思った。

これで水俣病は終わったと、多くの人たちが思っている。今回の措置があったことで、取り残された人びとはよけいに、被害者であると名乗るのが難しくなるかもしれない。本当の救済が、困難になるかもしれない。

自分たち医療従事者は、ここで立ち止まることはできない。立ち止まっていてはいけない。水俣病は、まだ終わっていない。

その言葉を胸の奥深くに刻み込んで、峰子はまた自分自身を奮い立たせて、看護婦としての仕事に向かっていった。

# 第3章　雲上の地にも患者はいる

## 被害の広がりはどこまで

日本福音ルーテル教会宣教師会のモード・パウラス宣教師らによって、1919（大正8）年に設立された社会福祉施設「慈愛園」が熊本市にある。高齢者施設、保育園、児童福祉施設、障がい児・者支援施設など幅広い複合的な施設を備えたこの慈愛園の乳児ホームで、潮谷義子は1999（平成11）年当時、園長を務めていた。

日本社会事業大学を卒業し、佐賀県や大分県で社会福祉主事の職に就いた経験もある潮谷は、福祉、社会保障分野の仕事を自分のライフワークとして働いてきた。

その潮谷のもとを、1999（平成11）年2月26日、突然、当時の熊本県知事だった福島譲二が訪ねてきた。訪問の目的は、潮谷に熊本県副知事就任を打診することだった。

福島と面識はあったが、とくに親しかったわけでもない。潮谷にとって、福島知事が切り出したのは考えてもいない話だった。

「県政で福祉分野の充実を図りたいのだが、自分は福祉のことがよくわからない。力を貸してもらえないだろうか」

福島知事はそう言って、潮谷に副知事への就任を依頼した。

乳児ホームの園長という立場にいて、潮谷は「女性が政策決定の場に参画することの大切さ」を痛感していた。施設に入ってくる子どもたちの境遇の背景には、「女性」や「母親」への社会的差別、不平等が満ちあふれていた。女性の立場を理解し、代弁する政治がなければ、子どもたちの幸せな人生は保障されない。そのためには、女性がもっと政治に関わらなければいけない。

日ごろからそう考え、発言してきた潮谷にとって、福島知事の言葉は突然ではあったが、即座には拒否できないものだった。

「もしここで就任を断ってしまえば、社会福祉行政を前進させる大きな機会を逃すことになってしまうかもしれない。政策決定の場で、福祉の仕事ができるなら……」

ためらい、迷いながらも、潮谷は福島知事の要請を受け入れ、熊本県副知事の職に就いた。潮谷の就任は、「民間登用の女性副知事」として大きな注目を集めた。

ところが、それからちょうど1年が過ぎた2000（平成12）年2月25日、福島知事は旅行先で急逝してしまう。そこから、潮谷義子は政治の世界の大波に巻き込まれていくことになる。

福島県政の後を襲って、政治的な路線の違う知事が就任したら、潮谷も力を入れて拡充してきた県の社会福祉行政はどうなってしまうのか。危機を感じた熊本県民たちの中で、潮谷をバックアップしてくれていた支持者、とりわけ女性支持者たちは、潮谷自身に知事選挙に立候補するよう働きかけてきた。

自分のライフワークは福祉の分野。そう考えてきた潮谷には、知事選挙に立候補しようという意欲などまったくなかった。だが、すでに年度末が迫っている時期だった。次年度予算を確実に成立させていかなければ、自分が担ってきた福祉の分野においても問題が生じてしまうだろう。

極めて時間が限られた中、様々な情勢を熟慮した末に、潮谷は知事選挙に立候補する決意を固めた。それでも、政治的な経験も派閥も人脈もあったわけではない。潮谷自身は、とうてい当選するとは予想していなかったという。

だがこのとき、直前に大阪府で太田房江が、日本初の女性知事として当選していた。「女性知事」という存在は、県民の間でも極めてタイムリーなものと認識されていた。福島前知事が副知事に抜擢したという人事と、女性知事という要素を強い追い風にしたように、潮谷は次点候補に7万票を超える票差をつけて知事に当選したのだった。

知事という職に就いて初めて、潮谷は政治というものが自分の思い描いた通りには動かないものであること、そうした複雑な政治の構図に巻き込まれたことを痛感させられた。水俣病の問題でも、ハンセン病の問題でも、川辺川ダムの問題でも、潮谷は知事になった途端に、自分が被害者や住民を支える立場から、「加害者」の立場にまわされたことを思い知った。

とりわけ水俣病の問題に関しては、県も被告とされていた関西訴訟の裁判が継続している最中だった。1995（平成7）年の「最終解決策」を受け入れなかった関西在住の原告たちが、行政に対する責任も追及して控訴した高裁判決は、潮谷が知事に就任した後の2001（平成13）年4月にいい渡された。

「国・県には水質保全法、県漁業調整規則などに定められた権限を行使しなかった違法性がある」

地裁判決を覆して原告側の逆転勝訴となったその判決は、国にも、熊本県にも賠償責任があることを認定した。

「熊本県知事となった自分は、水俣病の裁判でも加害者と呼ばれる立場になってしまったのか……」

社会福祉分野をライフワークとしてきた潮谷にとって、水俣病の被害者たちは何をおいても早期に救済しなければならない対象だと考えていた。「県に加害責任がある」という判決に、潮谷は断腸の思いをいだかされた。

その潮谷が、自分自身の信念を貫き通す決断を明確な形にしたのは、上告審の判決が出されたときだった。

2004（平成16）年10月15日、最高裁判所は原告勝訴の大阪高裁判決を支持する判決を下した。これによって、水俣病患者に対する国と県の責任が確定した。

最高裁判決は同時に、「二点識別覚」という新たな検査手法を用いるという条件をつけながらも、「感覚障害だけの患者も水俣病」であることを明確に認めた。

この最高裁判決が出されてからわずか1カ月しかたたない2004（平成16）年11月18日、熊本県は独自被害者救済案を打ち出した。

潮谷が当時の小池百合子環境大臣に宛てて送った「今後の水俣病対策について」という文書は、次のような真剣な反省の言葉で始まっていた。

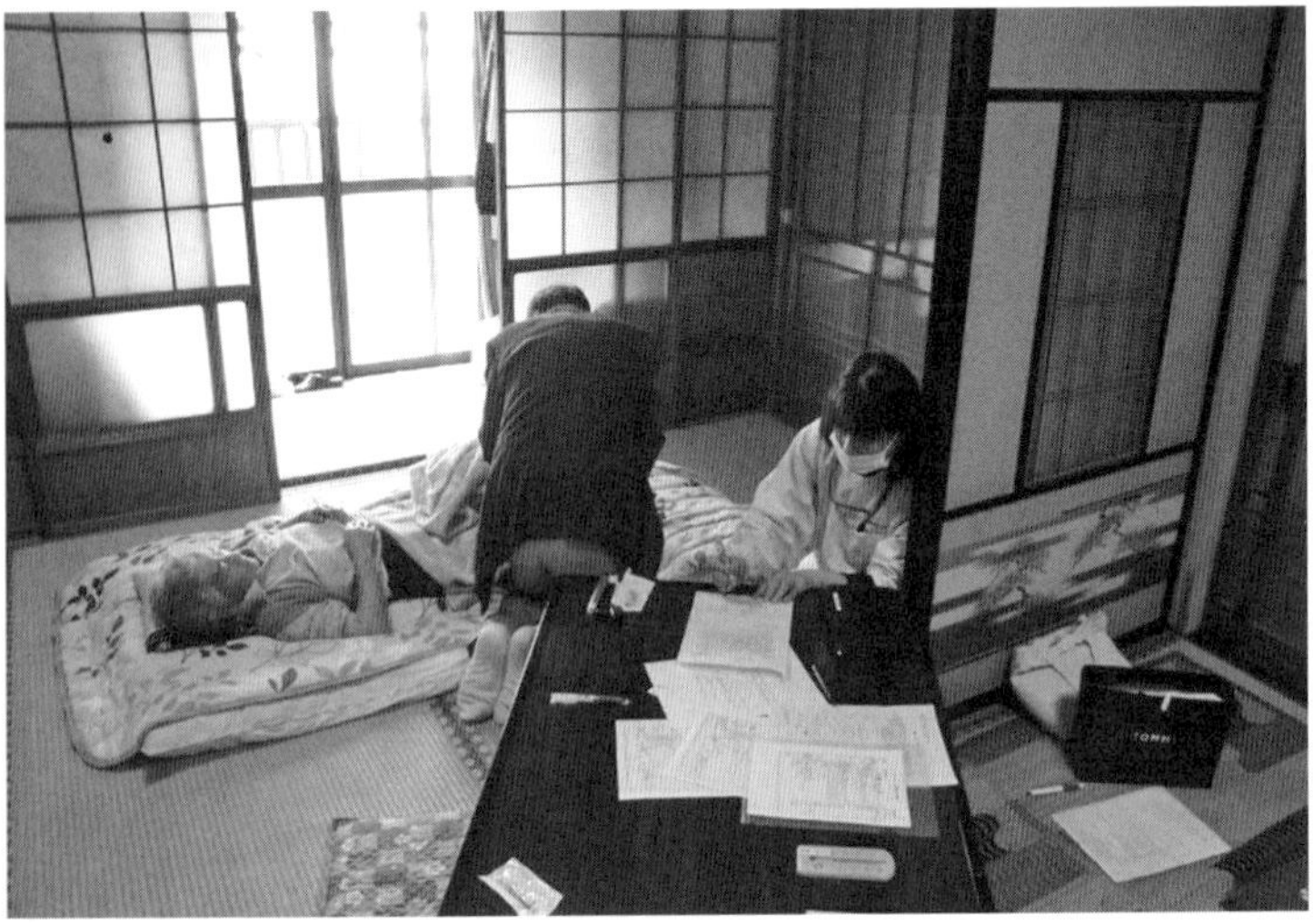

「指定地域外」でもおこなわれた水俣協立病院の検診活動

「去る10月15日、最高裁判所において水俣病関西訴訟が言い渡され、水俣病の被害拡大を防ぐことができなかったことについて、国及び熊本県の国家賠償法上の責任が確定しました。国と県は、この判決を真摯に受けとめ、今後の水俣病対策を行っていく必要があります……」

熊本県の出した独自被害者救済案の内容は、まず不知火海全域の水質、底質、魚類についてメチル水銀、総水銀などを環境調査すること。そして、不知火海沿岸住民の健康調査を、徹底的におこなうことを柱としていた。

住民の健康調査については、「不知火海沿岸26市町村に居住歴のある、約47万人を対象とする」としていた。

なぜ熊本県は、かつてないこれだけの規模の健康調査を実施しようと提言したのか。その質問に対して、潮谷は筆者にこう語った。

「私のバックグラウンドは、社会福祉です。だから、疫学調査の重要性は身に染みているのです。当時の県職員とも、きちんとした調査がまず必要だと話し合いました。たとえ今は別の地域に転居していたとしても、汚染のあった当時、3年間その地域にいたことがあるという人なども、魚介類を多食する機会はあったはずです。一次スクリーニングで落ちる人もいるだろうけど、最初は大きな網をかけた中で抽出をやるべきだと考えたのです。それが、対象者47万人という数字になったのです」

こうした大規模な調査とあわせて、県独自被害者救済案は被害者への新たな療養費支給案も提言している。療養費支給対象となる熊本、鹿児島両県での被害者数は、この時点ですでに療養費が支給されている約8900人に加えて、さらに約2万6000人を上乗せするという対策だった。

潮谷が小池大臣に送った文書「今後の水俣病対策について」によると、そのための年間の事業費は、熊本、鹿児島両県を合わせて約34億2000万円に上る。

こうした熊本県独自被害者救済案を策定する中心にいたのは、当時、熊本県環境生活部次長の職にあった森枝敏郎だった。

これまでにない規模の健康調査や療養費支出を盛り込んだ県独自被害者救済案は、どのようにして準備されていったのか。新たに2万6000人を療養費支給の対象とするという数字は、どこからはじきだされたものなのか。筆者のその質問に対して、森枝は「それは自分の個人的要素も関わっているということです」と、生まれ育った時点から話を始めた。

## 救済されるべきは誰なのか

森枝は1950（昭和25）年に御所浦島で生まれ、中学卒業までをこの島で過ごした。父親は公務員だったが、祖父は漁師をしていた。季節のよいときには、水俣の湯の児沖でおこなう太刀魚やボラかご漁に、森枝も漁船に乗せてもらってついていくこともあったという。

テレビなど、まだ家になかった時代のこと。「ネコが踊り狂って海に飛び込んだ」「たくさんの魚が浮いていた」などという異変はニュースとしてではなく、漁師たちの話から森枝の耳に入ってきた。

「船に乗って水俣湾に近づくと、ぷーんと化学臭が漂ってきました。百間の排水口も、ひどい汚濁だったし、あそこにも、やっておけば船底に虫がつかないと漁師たちはいっていた。チッソの廃水が水俣病の原因だということは、多くの人が気づいていたことだと思います」

そう語る森枝にとって、1968（昭和43）年9月になって国が、「熊本の水俣病はチッソ水俣工場の排水に原因がある」として公式見解を発表し、公害認定したとき、「なぜ今ごろになって」という素朴な疑念が湧き上がったという。

大学卒業後、熊本県に職員として就職した森枝は、本庁勤務の後、20代後半の4年間は水俣湾のヘドロ処理プロジェクトに携わり、水俣で生活をした。環境庁から「昭和52年判断基準」が出され

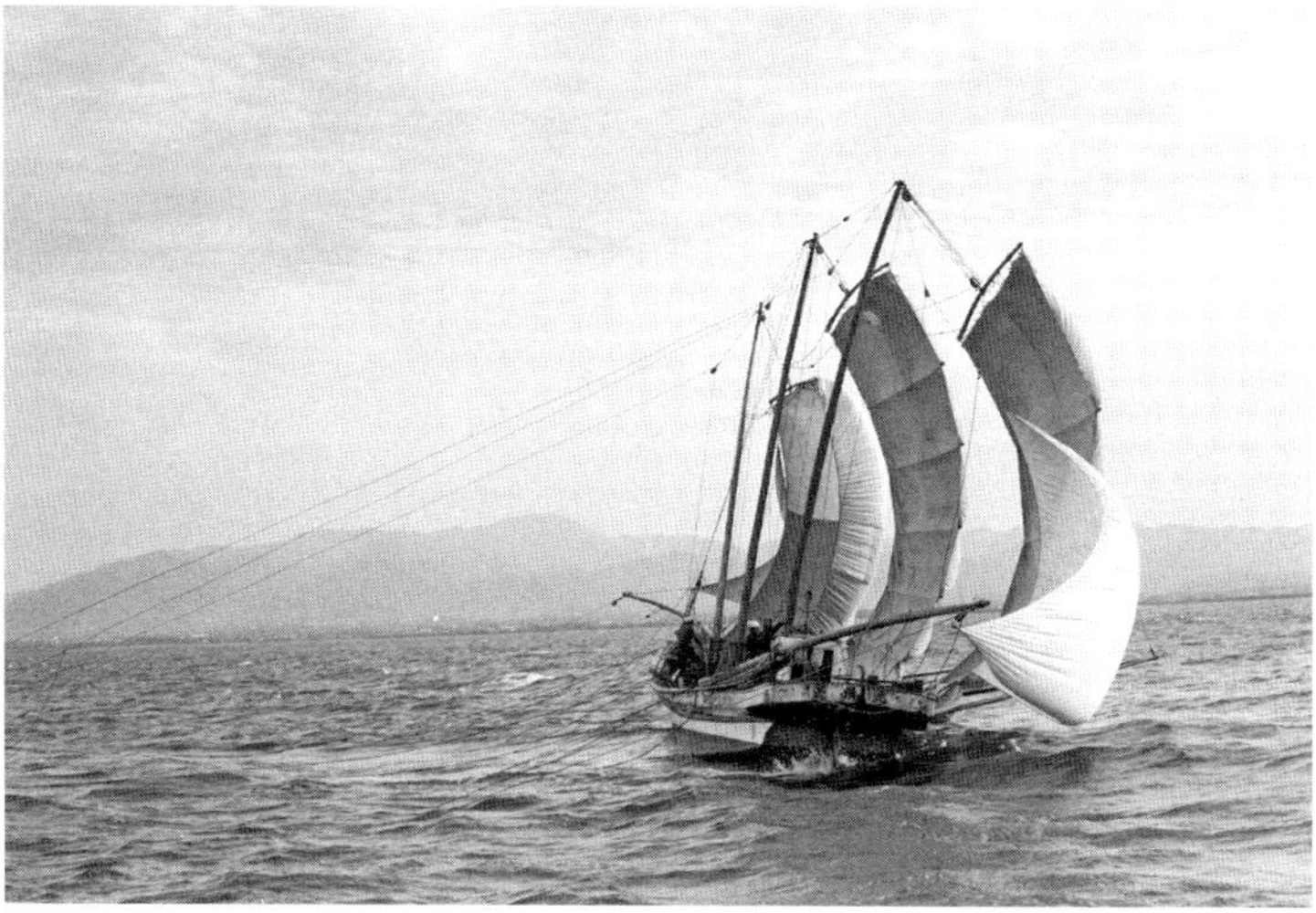
人びとは不知火海の恵みで生きてきた

た年に異動となり、1979（昭和54）年には水俣病第二次訴訟の判決が下されたり、ヘドロ処理についても「二次公害を引き起こす」と差し止め訴訟が起こされるなど、騒然とした情勢の中での水俣での勤務だった。

その後、県職員として様々な部署を歴任した森枝は、1990（平成2）年から1994（平成6）年まで、水俣振興推進室に室長として在籍し、再び水俣での仕事に就く。水俣湾埋め立て地の整備計画や、水俣地域の再生を企画する部署だったが、ここでの5年間が、「自分自身にとって、最も水俣病問題が整理できた時期だった」と森枝は語る。

森枝にとって、「水俣病」は子どもの時代から身近に接してきた公害だった。しかし、被害者であるはずの不知火海沿岸の住民にとっても、「水俣病が発生した」という事実はできるだけ表ざたになってほしくはない出来事だった。漁業関連が主要な地域産業になっている不知火海沿岸では、水俣病の発生は、魚が売れなくなり、生活ができなくなる事態に直結する。多くの住民が、そうなることを恐れていた。

1956（昭和31）年に「水俣病公式確認」が発表されながら、1959（昭和34）年に新日本窒素肥料（現・チッソ）は患者組織と、後年、公序良俗に反すると裁判所に指摘され、無効にされた不当な「見舞金契約」を結び、被害を「終結」させようとした。原因企業のチッソも行政も、住民の恐れに乗じるかのように、極力、被害が表ざたにならないように行動していた時期。「その、最初の時期の不作為、失敗が悔やまれます」と森枝は語る。

さらに、その後、患者の組織が、政治的、思想的立場の異なる支援者組織の対立などにも巻き込まれて何派にも分裂。救済を求める運動の力が、結集して高められなかったことも、事態を複雑にし、救済を遅らせる要因になっていった。

熊本県の職員となった森枝も、すべての患者組織の人たちと話し合うどころか、近寄ることもできない組織があると感じながら、仕事をしていかざるを得なかった。

そのような森枝の思いを変えたのは、1990（平成2）年8月に水俣湾の埋め立て地で「みなまた1万人コンサート」が開催されたときだったという。森枝が配属された水俣振興推進室も加わって、水俣市、市教育委員会、環境創造みなまた準備委員会が、「環境創造みなまた推進事業」の一環として取り組んだイベントだった。

しかし、このコンサートに対して、水俣病患者の緒方正人が「水俣病意志の書」を配布し、抗議の声を上げた。それを受けて、当時の細川熊本県知事は、埋め立て地では歌舞音曲の類はいっさいやらないと表明した。

森枝はいう。

「被害者にわびることもしないで、埋め立て地でコンサートなどやるとはどういうことかと。私はそのとき、緒方さんたちの思いは理解できたし、正しいと思ったのです」

「水俣病センター　相思社」の機関誌「ごんずい」49号には、その後のいきさつが次のように書かれている。

「……このことは、事業推進にあたっていた水俣振興推進室のメンバーに大きな方向転換を迫ったようです。関係者から聞いた話では、これまで水俣病問題に正面から向き合っていなかった地域の状況をどのようにして変えていくか、真剣に検討したとのことです。そして、具体的に地域に降りていくために『地区別・団体別意見交換会』などをとおして、表だっては相変わらず声を大にしていえない水俣病問題の状況把握を、一つひとつ直接に聞いて回ることから始めていきました。その中には、患者団体や支援団体など、これまでは行政がタブーとしていたところも含まれています。こうして『推進事業』は、市民一人ひとりが、水俣病の問題は市民全体の課題であることを認識しあうため、数々のイベントに取り組んでいくのです。……」

このコンサートが企画された１９９０（平成２）年８月には、板井弁護士が会長を務める「水俣の再生を考える市民の会」が、水俣湾埋め立て地開発構想などをテーマに「水俣の再生を考えるシンポジウム」を開催していた。

水俣病の被害者を救済し、水俣を再生していくために、多くの人びとが様々な形で声を上げている。そうした状況の中で森枝は、「すべての被害者組織の人びとと、きちんと向き合わなければいけない」という気持ちを強くしていった。

「今まで対話をしてこなかった被害者組織にも出向き、話し合い、お互いの理解を深めていくことで、市民相互の融和がなされなければ、この地域の再生はあり得ない。よりよい医療も福祉も生み出せないとわかってきました。そのためには、人の痛みを理解し、共有しなければいけない。金銭的な問題もあるが、人間としてそういう視点に立てるかどうかが問われているのだということを学びました」

2004（平成16）年10月に関西訴訟最高裁判決が出されたとき、「すべての被害者を救済するためには何をしなければならないか」という考え方において、森枝と潮谷知事の意見は一致していた。それが具体的な形となってあらわれたのが、熊本県独自被害者救済案だった。

被害者への救済をできるだけ徹底するために、新たに療養費を支給する対象者が2万6000人になるという数字については、すでに計算されたものがどこかにあったわけではないと森枝は語る。

水俣病に関してはこれまで、国をはじめ行政の力で総合的・体系的に科学的な調査が実施されたことはない。しかし、対策案を提言するためには、「被害者はどのぐらいいるか」という根拠を示さなければならない。

そこで第一に考えたのが、1996（平成8）年に始まった水俣病総合対策医療事業の中にある、「健康管理事業」での人間ドックの助成上乗せ健診の神経内科や血液検査のデータの記録だった。津奈木町などが熱心に実施し、統計を残していた。

その数字を各地域の人口などに照らし合わせ、療養費支給対象者数を計算していった。さらに、認定患者のいる地域や、住民の居住歴、居住人口の累計変化なども参考にした。

前提として、「被害はごく狭い範囲に限定されているはずはない」という考え方に立脚し、「不知火海沿岸」を視野に入れて計算したと森枝はいう。

そうやって導き出したのが、「健康調査の対象者約47万人」「新たな療養費支給対象者約2万6000人」という数字だった。何よりも、徹底的な調査を第一に位置づけたこの提案は、水俣病と真剣に向かい合うという行政の真摯な姿勢を示した案だと評価できる。

しかし、2004（平成16）年11月19日付けの西日本新聞には、潮谷知事が公表した水俣病対策案に対して、環境省環境保健部の柴垣泰介企画課長が出した次のようなコメントが載せられている。

「新たに約2万6000人に療養費支給とするが、これからまた門戸を広げると『われもわれも』と手を挙げ、新たな争いを招く恐れがある。……」

これが、環境を守り、環境災害から国民を守る立場にある、環境省の役人の発言なのだろうか。この課長の言葉からは、「すべての被害者を救済しなければならない」という前向きな意志はみじんも感じられない。救済を求めて手を挙げる人たちを、「厄介な存在」として見ているとしか感じられない。

そもそも、「新たな争い」とはどういうことを意味しているのか。

課長の言葉は、不知火海沿岸住民の健康調査に対しても、次のように続く。

「水銀摂取が終わって長時間がたっており、科学的な調査ができるのか疑問がある」

仮に科学的な健康調査には「疑問がある」のだとしても、調査は「できない」「意味がない」とわかっているわけではない。疑問があるとしても否定できない以上は、健康調査を実施するのが、本来の行政の立場なのではないだろうか。

「長時間が」たってしまった落ち度は、むしろ自分たちの姿勢にこそあるはずだ。その責任に向き合わないまま「だからやらない」というのであれば、それを「環境行政」と呼べるのだろうか。

潮谷は、策定した県独自被害者救済案を手にして環境省を訪ねたとき、「このような手間と金を必要とする調査はあり得ない」と即断された、と筆者に語った。

「私たちは、これだけの健康調査をやらなければ、被害の実態は見えないと思っていました。調査をした結果、国がいうように『これ以上の被害はない』というのであれば、それはうれしいことなので、その現実に立って制度を考えていけばよい。今までのように、対策の継ぎ足し、継ぎ足しを繰り返していてはもうだめなのです」

一方で、認定申請する被害者はけっして絶えることなく、棄却される人たちは増えるばかりだった。申請しながら未認定のままでおかれる被害者の数も、増加していく状況にあった。

救済されないまま埋もれている無数の水俣病患者たちに思いをはせるように、潮谷はこう言葉を続けた。

「審査会の医師の方々に、審査を進めていただくように頼んだこともありました。しかし、『自分たちは、決められた判断条件の中でやるしかないので、検診をしてもむなしいのです。それで、棄却をすれば裁判で逆転して救済される。こんな制度では、やっていてたまらないのですよ』といわれました。それでも、患者さんたちはどんどん年を取られていきます。亡くなる方も多くなっていきます。せめて、自分の病気が何だったのかは、知りたいはず。ぜひ、認定審査の窓口を開けてくださいと、私は頼み続けました」

県知事という立場にいる潮谷にさえ、どうやっても動かしようがなかった、国の水俣病行政の壁。2004（平成16）年の関西訴訟最高裁判決は、その重く高い壁を動かすための、最大のチャンスではないかと思えたのだった。

だが、熊本県の提案に対して、環境省はまったく動こうとはしなかった。

潮谷同様、環境省と何度も協議をし、環境省に設置された水俣病発生地域環境福祉推進室の室長補佐を兼務して毎週、東京に通った森枝は、そこで触れた「霞ケ関の実態」についてこう感じたと語る。

「環境省の担当者は、最初から腰が引けた感じでした。何よりも感じたのは、水俣・被害者の所にほとんど足を運んだこともない環境省の人間には、何を話しても心に響かないのだということでした。霞ヶ関という水俣から遠い空間で机上だけの議論をしても、何も始まらないということでした」

何十億もの予算を使って、47万人の健康調査を実施し、2万6000人以上に新たな療養費を支給する。熊本県の策定した提言は、担当者の力量を超えた、スケールの大きすぎる話だったのかもしれない。

しかし、と森枝は言葉を続けた。

「私たちは、水俣病は歴史上の問題だと思っています。だから、打ち出す対策は、歴史の評価に耐えられるものでなければいけない。そう気づかせてくれたのは、幼いころから目にし続けた水俣病の現実と、水俣振興推進室時代に現地で出会った人びとでした」

そう話す森枝、潮谷がいなければ、熊本県独自被害者救済案は生み出されていなかっただろう。水俣に来たこともなく、被害者の痛みを肌で感じたこともない環境省の役人にとって、熊本県の出した救済案はどのように響いたのだろうか。

「私たち県行政にとって、できることはあまりにも限られていた。提言、提案することぐらいしかないのです。それを国が無視するのであれば、本当の被害者救済はいったいいつになったら実現するのだろうかと思わされます」

結局、熊本県が出した独自救済案に対して、国は同調する姿勢を何も示すことなく終わってしまった。「感覚障害だけで水俣病といえる」とした関西訴訟最高裁判決についても、環境省は「現行基準を見直す考えはない」という態度を固持したままだった。被害者救済に本気になって取り組む意欲が国にないことが、ますます明らかになっていった。

けれども、最高裁判決が出された直後から、「今なら救済されるかもしれない」という気持ちで新たに名乗り出る人びとは急増していった。

認定申請者数は、判決から半年後の2005（平成17）年5月に2000人、9月には3000人、翌2006（平成18）年6月には4000人にまでふくれ上がっていった。

根本的な対策をとってこなかった国にとっても、何らかの対策を打ち出さなければならない事態になっていることは確かだった。

関西訴訟最高裁判決から1年が過ぎた2005（平成17）年10月、国は「新保健手帳」の申請受けつけを開始した。

新保健手帳は、水俣病総合医療事業で実施された保健手帳の医療費自己負担分の支給上限月額7500円を撤廃。さらに、はり、きゅう、温泉療養費についても月額7500円まで支給するとしたものだった。

新たな認定申請者が増え続ける状況に対応するため、水俣病患者にとってのメリットを向上させた対策を提示した形だった。しかし、新保健手帳では、1995（平成7）年の救済策にあった一時金も、療養手当も出なかった。そしてやはり、「手帳交付を申請するためには、認定申請を取り下げ、訴訟の原告にはならない」という条件がつけられていた。

水俣病患者にとって、とうてい根本的な解決策とはいえず、被害をあくまでも限定させたい国の意図が明確に見える対策でしかなかった。

抜本的な対策を講じない国に対して、2005（平成17）年10月3日、水俣病不知火患者会に参加する50名が原告となって、「ノーモア・ミナマタ国家賠償等請求訴訟」を提訴した。「ノーモア」というネーミングは、「これで水俣病の救済を終わりにしたい」という、被害者たちの願いが込められたものだった。

本当に水俣病を「終わり」にするため、国がどのような態度を見せるかが問われていた。

## 「水俣病に係る懇談会」は何だったか

関西訴訟最高裁判決が出されて以降、被害者救済をめぐって様々な形で新たな事態が動き出していた2005（平成17）年5月11日、環境省は有馬朗人元文部大臣を座長とする、環境大臣の私的諮問機関「水俣病に係る懇談会」を招集した。

懇談会の委員には、ノンフィクションライターの柳田邦男、胎児性水俣病患者を中心とした障がい者施設「ほっとはうす」施設長の加藤タケ子、元最高裁判所判事の亀山継夫、元東京都副知事の金平輝子など10名が就いていた。その中に、1994（平成6）年から2期、水俣市の市長を務めた吉井正澄も、環境省から要請を受けてメンバーに名を連ねていた。

水俣市街から伊佐市方面へと内陸に向かって、山間をぬって続いていく国道268号線。その幹線道路からさらに険しい谷合の道を入っていった山中の集落に、吉井正澄が先祖代々暮らす家がある。

周囲の山々が間もなく紅葉を迎えようという秋たけなわのある日、その山の中にある自宅を訪ねた筆者を応接間に通し、吉井は大きな無垢の丸太製座卓の前に座って、「水俣病に係る懇談会」のことを話し始めた。

2005（平成17）年5月11日におこなわれた懇談会の第1回会合には、小池環境大臣自身が出席して最初に発言をした。その大臣の冒頭の言葉を聞いて吉井は、「この懇談会は期待できる」と感じたという。

懇談会の開会挨拶の中で、大臣は次のように述べている。

「……来年はちょうど公式確認から50年の節目の年を迎えるわけでございまして、まさにわが国の公害問題、そして環境問題の原点である水俣病の歴史的な背景、社会的な背景をきっちりと検証をし、総括をしていく必要があるのではないかということから、この懇談会を設けさせていただいたわけでございます。……

昨年の10月には最高裁の判決が出たわけでございます。こういった司法の判決も踏まえまして、これまでの行政の取組の在り方、そして責任についても総括をしてまいりたい、そのような場とさせていただきたいと思っているところでございます。……」

大臣は、「水俣病が抱えてきた失敗の本質を検証し、将来に生かす」とも述べて、懇談会での議論を、今後の被害者救済に役立てていくものにするという考え方を明確に示した。

この場でしっかりと議論していけば、水俣病被害者の真の救済につながる可能性がある。大臣のはっきりとした言葉に、吉井はそう感じたのだった。

ところが、2回、3回と会合が進んでいくにつれ、吉井は懇談会に対してしだいに、「期待外れだった」という失望感をいだくようになっていったという。その最大の理由は、環境省の役人が「水俣病認定の問題は懇談会では議論させない」という姿勢を強く押しつけてきたからだと語る。

「水俣病の解決をはかるなら、本来であれば認定の問題は議題の中心になるはず。それなのに環境省の役人は、『認定問題は諮問していない』といい出したのですよ。話し合いの中で認定問題が出ると、すぐに室長や部長が議論に割り込んでくる。それに対して、柳田さんや亀山さんなどは、『議論はわれわれ委員がやる。あなたたちは委員ではない』とすごく怒ったのです。環境省としては、何としてもやめさせようとしたかったのでしょうね。だが、われわれ委員の中での話し合いで、認定問題についても論議をしようということになっていったのです」

水俣病の認定問題。すなわち、どのような症状があれば水俣病といえるかという「昭和52年判断条件」で出された水俣病像は、すでに1985（昭和60）年8月の水俣病第二次訴訟福岡高裁判決で否定されていた。被告側が控訴しなかったため確定したこの判決で、福岡高裁は「国の認定基準は破たんしている」と批判した。２００４（平成16）年10月の関西訴訟最高裁判決でも同様に、感覚障害だけで水俣病と認められるという大阪高裁判決が支持された。

司法の場では、「感覚障害だけで水俣病といえる」という病像が確立していた。国の出している「昭和52年判断条件」では、「水俣病の被害者を救済できない」ことが明らかになっていたのだ。

懇談会の初めに大臣が述べたように、「これまでの行政の取組の在り方、そして責任についても総括をして」被害者救済について議論をするというのであれば、国の認定基準が妥当なのかどうか、妥当でなければどう変えなければいけないのかについても議論するのが当然だというのが、懇談会に参加した多くの委員の考え方だった。

懇談会の当初は認定問題が議論されることはなかったが、初回から1年近くが過ぎた２００６（平成18）年３月に開かれた第９回の懇談会では、冒頭近くで吉井が発言した、次のような言葉が会議録に記録されている。

「……当懇談会におきましては、認定問題については諮問しないということでございましたけれども、有馬座長の方で本日の懇談会で論議をするというご決定をいただいておりまして、これは非常に重要な決断だというふうに私は思います。……」

懇談会の中では、ここに至って初めて認定問題についての、委員同士の議論が進められていったようだ。

吉井の発言を受けて、この日の会議の半ば近くになったところで、柳田はこう発言している。

「……認定制度というのは、認定条件は一つのモデルであって、その条件が欠けていても、これは未知の水俣病という病状からいうと認定すべき対象ではないかというような、そういう見方をきちんと成文化して認定制度の中に記述しておかないと、現場というのは対応できない。そこにわれわれ懇談会がやるべき提言の一番基本的な問題があるんではないかというふうに思うわけです。……」

国が「水俣病患者を認定する」という現行の制度のもとでは、国が水俣病の病像を定めることになる。だが、現場では常に「認定基準でははずれるが水俣病ではないかと疑われる」症状の患者があらわれてくる。そういう患者にどのように対していくかという方針を成文化しておかなければ、医療現場での水俣病患者対応は混乱する。その方針をどうしていくべきかを議論することこそが、この懇談会の任務なのではないか。柳田の発言は、そういう趣旨の意見だと受け取れる。

救済を求めながら認定されない患者が次々と名乗りを上げている状況が、この懇談会が続いている最中の現実だった。関西訴訟最高裁判決以降に名乗り出た被害者たちをどうするのか。ノーモア・ミナマタ国家賠償等請求訴訟に提訴した被害者たちをどうするのか。さらには、司法の場で否定され続けてきた認定基準はどうするのか。そこまで話し合わなければ、懇談会の出す提言の意味がなくなるというのが、柳田や吉井など多くの委員の考えだったのだろう。

ところが、柳田の発言を受けてすぐに柴垣企画課長が手を上げ、有馬座長から「手短に」と促されながら次のように発言した。

「……認定についていえば、……補償協定と完全にくっついておりまして、そこは行政がどうこうできる話ではなくて、補償協定の規定に基づき行政の認定者が協定の補償を選べるということでくっついておりますので、そういう意味で、現実としてはなかなかこれをどうこうするということが極めて難しい状況になっている。……」

関西訴訟最高裁判決の直後、独自救済案をまとめて環境省に提出した熊本県職員の森枝は、「金銭的な補償問題がからむ救済策は、環境省の役人の裁量を超えているようだった」と語っていた。懇談会での企画課長の発言も、「金銭的な補償問題は、自分たちの権限を超えている。だから、ここで認定問題は議論させない」という意味だったのだろうか。

第9回の会議以降、懇談会はこの認定問題をめぐって紛糾していく。議論をしようとする委員たちを阻止するために、環境省の役人が露骨な形で介入する場面が何度もあったようだ。

半年後の2006（平成18）年9月1日に開かれた、最後の懇談会となった第13回の会議録中に、委員側と環境省側のやり取りに触れた次のような吉井の発言が記録されている。

「……環境省の課長から、突如、懇談会は環境大臣の要請で引き受けたのだから環境省の指示に従う公的義務があると、こういう意味の発言がございまして、これに委員が反発をするということもございました。懇談会はそういうことは聞いていない、それから趣旨にも書いていない、大臣のお話もなかったと、そういう気持ちで引き受けたのではないと、そういう決まりがあるのかというような論議をしたり、あるいは、環境省側からは、報告書は懇談会の代表と環境省の事務局で製作をすると懇談会で決定しているから、環境省の言い分も入れるべきであるというご主張がございました。しかし、これに対しても私どもは環境省と世話人が合同で報告書を作成するということは、環境省の事務局が懇談会の委員と同格でということではない、環境省は事務局として報告書作成に必要な資料を提供したり、事実関係を確かめたりと、世話人の審議の補佐をするためであると、こういう反論をいたしましたし、そのとおりに審議は続けさせていただきました。環境省の言い分も入れた報告書を作成する必要がある場合には、懇談会の委員に環境省の部長とか課長を入れた委員会構成にすべきだからであります。……」

この日の会議をもって、懇談会は提言書を環境省に提出することとなった。その提言書について、9月3日付けの熊本日日新聞は社説の中でこう指摘している。

「官僚たちの抵抗のすさまじさを、あらためて見せつけられたような〝どんでん返し〟だった。最大の焦点とされた、水俣病認定基準の見直しや新たな基準設定を求める文言は最終的に削除された。

環境相の私的懇談会『水俣病問題に係る懇談会』が一日、提言書をまとめた。急増する新たな水俣病認定申請者を救済・補償するための恒久的な枠組みづくりなどが柱。認定基準の見直しにこそ踏み込まなかったが、現行基準では救えない未認定患者の救済という水俣病問題の抜本的な打開策を国に迫っている。

認定基準とは、被害者を『水俣病患者』として認めるかどうかの判断条件である。当初五月にまとめる予定が大幅にずれ込んだのは、基準の見直しを求める委員側と、拒む環境省側との溝がなかなか埋まらなかったためだ。……」

結局、委員たちが議論を重ねてきた「認定問題にも触れる」提言書は、環境省の圧力によって押し戻された。最終的に作成された提言書は多くの委員にとって不満の残るものだっただろうが、熊本日日新聞がいうように「現行基準では救えない未認定患者の救済という水俣病問題の抜本的な打開策を国に迫っている」ものではあった。

吉井はこう語った。

「われわれは、認定基準は御用学者でなく、第三者を入れたところで作りなおせと提言したのです。しかし環境省は、それは考えていないと即答しました。症状がありながら、認定では却下された人たちはどうするのか。そういう人たちを救済する恒久的な制度を作ることも提言しました。それに対しては、環境省は全面否定のような形だったが、後にそれに似た特措法（水俣病特別措置法）が作られた。だから、私たちの出した提言も、意味はあったと思っているのです」

懇談会では、「恒久的」で「症状に応じた」対策と提言していたが、特措法は申請の期限を区切り、地域指定も継続したまま救済の範囲を狭めてしまっていた。

「なぜ地域や年齢の条件が必要なのか、不思議なのです。疫学的条件があって、症状があれば救済の対象にしていいはず。なぜ、いつまでも、もめるようなことをするのか……」

懇談会でのいきさつと、自身の心情を語ってくれたことへの礼を述べて辞そうとする筆者に、吉井は「短時間では語りきれない」といって、これまで講演などで語ってきたことや、水俣病の救済に関して考えてきたことをつづったファイルを手渡してくれた。

そのファイルの最後には、次の一文が記されていた。

「……国には、省庁の面子にこだわらず、世界の先進国としての矜持《きょうじ》が求められる。……」

提言書を提出してから3年後の2009（平成21）年7月3日、加藤、金平、柳田、吉井など懇談会の有志7人は、「水俣病未認定患者の救済に関する特別措置法に対する」緊急声明を出した。その中には、以下のような言葉が記されている。

「……いまだ明らかでない有機水銀被害者の全貌について実態調査をしないまま、これまでに新たな水俣病認定申請を出している人に限って、補償・救済の対象にするということは、水俣病患者・被害者の恒久的な救済にはならない。被害の全調査を前提に救済対策をはかるように法案を修正すべきである。……」

## 告白――「私も一人の水俣病患者」

1978（昭和53）年に32床でスタートした水俣協立病院は、その後、市民、患者の要求に応えて増床、増築を重ね、2000（平成12）年には約2倍の60床の病院へと拡大していた。

このころになると、社会全体の高齢化とともに水俣の地でも、高齢者の介護の問題が大きくクローズアップされるようになってきた。水俣協立病院では1999（平成11）年に訪問看護ステーションを設立。翌2000(平成12)年には介護保険の開始にともなって、ケアセンターを開設していた。規模を拡大し、市民から頼られる医療機関として発展を続けてきた水俣協立病院だったが、地域の医師会に所属することができたのは、2001（平成13）年になってからだった。水俣病患者に手を差し伸べる姿勢が偏見を生み、長い間、地元の医師会からは入会を拒否され続けてきたのだった。

その偏見を打ち破って医師会所属を後押ししたのは、現在も水俣市芦北郡医師会の会長を務める緒方圭治医師だった。

「自分で3代目の医師」になるという緒方医師が水俣で眼科医院を開業したのは、水俣病第一次訴訟より前の1968（昭和43）年だった。緒方医師自身も、熊本県の要請で「水俣湾周辺住民健康調査」に協力し、茂道地区の二次検診などに携わったという。

その緒方医師は、冊子『新たにわかってきた水俣病のはなし』に一文を寄せて、次のように記している。

「……水俣病に対するこれまでの経緯を見る時、当初のチッソの対応や、行政の姿勢、そして地域住民の感情については、批判されるところもある事は否めないが、人間悲しいかな誰しも事が起こると自分の被害をなるべく少なく済ませたいという気持ちになるのは性《さが》としてあると思う。この場合も当初、関係者の多くがその方向へ動いた結果がこの大事となった事を深く反省しなければならないと思う。そして間違いや失敗に気付いたら直ちにこれを正す勇気を持つ事の大事さを思い知らされる。……」

緒方医師は、1974（昭和49）年に水俣診療所が開設してからの医師や看護婦たちの活動を、どのように見てきたのだろうか。眼科医院を訪ねてその質問を投げかけた筆者に、緒方医師は穏やかな表情でこう答えてくれた。

「水俣診療所ができて、地域の人たちの健康チェックができるようになりました。精力的におこなわれてきた水俣病患者の『掘り起こし検診』の、功績は非常に大きいと思っています。みんないい出せないままでいたが、『水俣病はけっして恥ずかしいものではない』ということを、はっきりといってくれたわけですからね。

水俣病患者は、自分から名乗りださなければ検診を受けられない。手を差し伸べる医師団がいなければ、埋もれたままの人たちはまだたくさんいたことでしょう」

今、国立水俣病総合研究センターの研究者たちと力を合わせて、神経を回復させる治療法の研究を進めているという緒方医師は、最後にこうも語った。

「水俣病に関しては、『疑わしきは認定せよ』というのが、正しい考え方のような気がします。本人が、症状があるというのなら、それは尊重しなければ。否定してはいけないのです。そして、その補償には加害者だけでなく、対策を怠った行政も加わって誠意を示すべきではないでしょうか」

水俣市立湯之児リハビリテーション病院で30年間にわたってケースワーカーを務めてきた永野ユ

ミも、同じように水俣協立病院の存在を評価する。

水俣診療所開設時から看護婦長となった上野は、湯之児リハビリテーション病院で看護婦として働いていたときに、退院した在宅患者へのリハビリの効果に気づいた。峰子が就職するきっかけとなった訪問看護も、リハビリの観点からおこなっていたものだと思うと永野はいう。

永野は湯之児リハビリテーション病院に在職中から、水俣協立病院に移った上野と連携を取り、1988（昭和63）年に「在宅ケアを研究会」を立ち上げる。

水俣診療所時代から、医療スタッフが昼夜、休祝日を問わず患者の「掘り起こし検診」を続けてきたことについて、永野はこう語る。

「同じ医療者としてみて、まず患者がかかりやすかったというのが最大の功績ではないか思います。おそらく一般の病院で診察を受けても、水俣病の患者さんは病名もつかない症状が多かったのではないかと思います。けっして大きくはない診療所でしたが、水俣病を専門的な視点から診てくれた医療機関としては、とても大事な存在だったと思います」

「在宅ケア研究会」は、会長に永野、副会長に上野、そして会計には市の保健婦だった和田恭子が就任。医療、福祉、保健の分野にまたがり、4市5町の会員200人の参加で、地域住民の健康増進を考え、前進させるための幅広い活動を築き上げてきた。

2000（平成12）年には会員のボランティア的な参加で、水俣病に関する意識調査を実施。健康や介護問題など、水俣病に対する考え方や、生活していく上での問題などを、市民の視点から浮き彫りにする活動もしている。

「水俣診療所や水俣協立病院は、けっして規模は大きくないしスタッフの数も少ないけれど、水俣病に関しては精鋭がそろっている。情熱をもって奮闘する医療集団があるという感じでした」

患者たちが様々な偏見や差別を受けたのと同じように、水俣診療所の医療スタッフは、必ずしも地域ですんなりとは受け入れられたわけではなかった。わずかずつしか理解が進まない中で、水俣病患者救済のために奮闘してきた水俣診療所、水俣協立病院は、しだいに市民に認められ、必要とされる医療機関へと成長してきた。

そして迎えた、「水俣病公式発見50周年」の２００６（平成18）年。水俣診療所設立から32年。峰子が就職してからも32年の歳月が流れていた。

この年、5月1日には水俣湾の埋め立て地であるエコパーク水俣親水緑地で、小池環境大臣、潮谷熊本県知事も出席して「水俣病公式確認50年事業」の水俣病犠牲者慰霊式がおこなわれた。

一方では、「水俣病に係る懇談会」では認定問題をめぐり、委員と環境省側でせめぎあいが続いていたこの時期、5月1日を中心に、水俣では数々の行事が取り組まれた。それは水俣病の患者や犠牲者を慰撫《いぶ》するものであると同時に、地域再生へ向けた「もやい直し」の思いが込められた行事でもあった。

だが、峰子にとっては、慰霊式に参加しても、様々な行事のニュースに接しても、特別な感慨が湧いてくることはなかった。

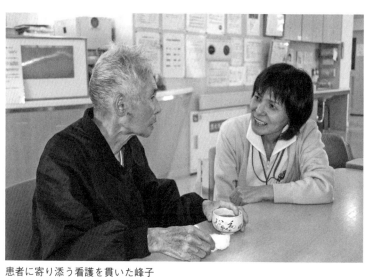

患者に寄り添う看護を貫いた峰子

「公式確認から50年ちゆうたて、まだ救われてない患者がいっぱいおる。水俣病は、まだ続いとんのに……」

水俣協立病院の拡大にともなって、峰子は開設されてすぐに、訪問看護ステーションとケアセンター、それぞれの所長に就任した。2000（平成12）年からの9年間は、ヘルパー養成講座の責任者も兼務していた。

水俣の地での介護事業推進に努めながら、一方で2000（平成12）年9月には病棟婦長になり、7カ月後の2001（平成13）年4月には水俣協立病院総婦長に就任した。

1995（平成7）年の最終解決策で水俣病被害者救済は「一段落した」というムードが広まったこともあり、この時期の新たな患者の掘り起こしは患者会の人びとが中心になっていて、医師や看護婦などが先頭になって実施する検診は少なくなっていた。

日常診療の中での水俣病患者の診察がなくなったわけではなかったが、峰子自身も、水俣病患者救済の活動には以前のようには携わらなくなっていた。それでも、心の中にはいつも、まだ声を上げていない患者たちに手を差し伸べなければならないという思いをいだき続けていた。

関西訴訟最高裁判決が2004（平成16）年に出され、新たな潜在患者が認定を求めて大量に声を上げ始めたのは、こうした時期だった。

患者はまだたくさん取り残されているという思いを持っていた峰子にとって、関西訴訟最高裁判決以降の事態は、「あたりまえだ」という気持ちでしか見られなかった。

1995（平成7）年の政治解決による総合対策医療事業のときにも、自分の幼なじみや近所の住民など、「なんで申請ばしとらんかねえ」と思うような、手を挙げていない人たちが大勢いた。機会さえあれば、そして、「救済される」という確信さえもてれば、患者たちはもっともっと社会の表面に出てくるはずだと思っていた。

救済を求めて声を上げ始めた被害者への対策を迫られた国は、2009（平成21）年7月、「水俣病救済特別措置法（特措法）」を国会で成立させた。原因企業であるチッソの責任をあいまいにする「分社化」という新たな大問題を生み出したこの法律は、その運用にあたって、さらに大きな欠点を抱えていた。これまでの救済策と変わらず、「救済地域（汚染地域）指定」「年齢指定」という、被害者排除の考え方を継続していた。

そして、「水俣病に係る懇談会」の多くの委員も要求していた「恒久的な救済」の考え方に反し、患者に対する申請期限も設定していたのだった。

国は本当にこの特措法によって、すべての水俣病患者を救済し、「水俣病問題」に終止符を打てると考えていたのだろうか。

この法律が成立した２００９（平成21）年7月中旬、環境省の原徳寿環境保健部長へのインタビューが、連載で朝日新聞に掲載された。その中で原環境保健部長が発した言葉は、環境省の考え方そのものだったのではないか。

「……不知火海沿岸では、体調不良をすぐ水俣病と結びつける傾向がある。……金というバイアスが入った中で調査しても、医学的に何が原因かわからない。……」

環境保健部長は、何を根拠にこうした発言をしているのか。自分たちはこれまで、被害者の調査を実施したことがあるのか。何も行動を起こしていないのになぜ、「調べてもわからない」といえるのか。

この２００９（平成21年）の9月、１９８７（昭和62）年におこなわれた１０００人検診に匹敵する規模の患者数を目標にした、「不知火海沿岸住民健康調査」が実施された。呼びかけ団体は、不知火患者会など7団体と、県民会議医師団、全日本民医連。実行委員長には、原田正純医師が就任した。

22年前の大検診と規模は同じだが、今回の集団検診には明らかに前回とは違うところがあった。

22年前は、水俣病第三次訴訟の原告に加わる水俣病患者の掘り起こしが大きな目的だった。診察の会場も患者の居住地も、水俣から葦北地域が中心だった。

今求められているのは、被害が不知火海沿岸のどこまで広がり、どういう人びとが被害に苦しんでいるのかを明らかにすること。そのためには、国が「非指定地域」としている天草など対岸の地域も含め、「汚染の影響がない」とされている1969（昭和44）年以降に生まれた人たちも検診の対象として、より広範な人びとを診察対象としていかなければならない。

受診者数の規模は同じでも、さらに大きな態勢で検診をしていかなければならなかった。

準備は、半年ほど前から進められた。しかし水俣協立病院は、22年前にいわれていたような、「水俣病の病院」の枠を超えて大きく成長していた。看護婦など職員も、実際には水俣病の実態をあまりよく知らない、若い世代に代わってきた。以前のように、休日も昼夜も関係なく献身的に動いてもらうのは、容易なことではなくなっていた。

水俣病患者の本当の苦しみ、なかなか声を上げられない心情は、どうしたらわかってもらえるだろうか。

大規模検診に向けて試行錯誤しながら準備をする中で、峰子は一つの決断をした。

ある日の管理部会議でのこと。会議室に集まった医療スタッフを前に、峰子は落ち着いた語り口でこう切り出した。

「実は、みんなに話していなかったことがあります」

スタッフ全員の目が、峰子に注がれる。

「私も、医療手帳をもっています。私も、水俣病の患者の一人なのです」

手足がしびれる。カラス曲がりがある。感覚に障害がある。そういう症状が自分にもあることは、これまで何度も周りの人に話していた。それは明らかに、「水俣病の症状がある」ということを示していた。

何人もの患者が出ている、メチル水銀の濃厚汚染地帯で生まれ育った。父も母も、認定患者だった。峰子に水俣病の症状があっても、少しもおかしくはない。

だが、そういう症状があるという事実と、「自分は水俣病だ」と告白するのは、心理的にはまったく違うものだった。

自分が水俣病であると認めることは、それほど重く、苦しいことなのだ。そこには、長い間、地域全体を覆ってきた水俣病患者に対する差別や偏見、補償を受けることへの誤解などもあった。だからこそ、自分にどれだけ明確な症状があっても、患者たちはなかなか名乗り出せないままでいるのだ。

峰子自身、「自分が水俣病である」と家族以外の人に話したのは、これが初めてだった。

水俣病に侵された患者たちの思い、苦しみを、若い医療スタッフたちにも理解してほしい。そういう思いで峰子は、生まれて初めての「告白」をしたのだった。

2009（平成21）年9月20、21日の2日間にわたっておこなわれた検診は、17カ所の会場で実施された。そのうち10カ所は、天草、八代、長島、阿久根地区という、前回の1987（昭和62）年のときにはなかった会場でおこなわれた。

検診を実施するために、全国から集まった医師は144人、看護婦220人、医療スタッフは350人。水俣の地で水俣病患者の救済に奔走してきた水俣協立病院という医療集団と、その活動をバックアップしてきた民医連という組織がなければ、とうてい実現できない規模の検診だった。

17の会場の多くは、公民館や体育館などの広いスペースを利用したものだった。受診者のプライバシーを守るために、峰子は折りたたみ机の端にのぼり旗用のポールを立て、ロープを張ってシーツを洗濯ばさみで止めて臨時の「診察室」を作ることを考えた。患者が横になる診察台は、この地方に多くあるミカンのコンテナを重ねた上にマットレスを敷いたものだ。このやり方が、後には大検診の各会場でおなじみの光景になっていった。

天草での大検診を終えて帰途につく船の上で、若い看護婦がつぶやいた。

「総婦長さん、なにかが違うんです。気持ちがいいんです。なんででしょうか？」

峰子は、かつて自分自身が初めての「掘り起こし検診」に出向いたときに受けたのと同じ充実感が、若い看護婦の心中に湧きあがっているのだと感じた。

「それが民医連の看護なのよ」

短く返事をした峰子の心に、水俣診療所時代からの40年近くの看護婦生活がよみがえった。水俣病患者たちを生活の場で診察し、看護してきた、医療集団としての活動の日々がよみがえった。そして、峰子も一緒になって築いてきた看護が、確実に若い世代に受け継がれようとしていることを確信した。

この検診にはもう一つ、前回とは違うことがあった。地元の水俣芦北郡医師会に所属する医師が参加していたことだった。水俣協立病院が先頭に立って勧めてきた水俣病患者救済の行動が、地域全体に受け入れられ、共感を呼ぶようになった証といえるだろう。

後に何回も実施されることになる大規模検診のおりに、水俣市芦北郡医師会の緒方会長は、「不知火海沿岸健康調査協力依頼」という次のように記された文書を全会員に送付している。

「……元より水俣病被害者全員の救済は当医師会としても願うところでございますので、会員諸氏の参加をお願いする次第です。……」

この2日間に検診を受けた人は1044人になった。その結果を、協立クリニック所長の高岡滋医師が「水俣病不知火海沿岸調査と意義」に次のように記している。

「……四肢末梢性または全身性感覚障害が90パーセントにみられ、共通診断書の診断項目である視野狭窄、口周囲の感覚障害、舌の二点識別覚障害の異常所見のみられる人を含めると93パーセントに異常を認めた。……」

また高岡医師は、受診者の居住地別での各症状について、「指定地域に居住歴なし」の受診者層と、「1969（昭和44）年以降出生・居住」という、国が補償の対象から排除している人びとに関して、（水俣病の症状出現の）頻度は他の地域と比較してけっして低くはないどころか、指定地域に居住歴がある受診者層と酷似していたとも報告している。

この大規模検診を受診した人たちのうち、「初めて検診を受けた」という人は89％にのぼった。なぜ今まで検診を受けたり、申請などをしてこなかったのか。その質問に対して、46％の人が「差別があるから」と答え、41％の人が「情報がなかった」と答えた。

救済をされるべき患者たちが、手を挙げられずにいること。不知火海沿岸に、まだ人知れずたくさん取り残されていること。患者は国の指定する地域内だけでなく、不知火海沿岸一円に、さらには、転居していった全国の地にいること。多くの事実を、大規模検診は明らかにした。

それにも関わらず、国は２０１２（平成24）年７月、特措法の申請を締め切った。

２年後の２０１４（平成26）年８月に明らかにされた特措法による救済対象者数は、熊本、鹿児島、新潟の３県を合わせて、申請者数６万５１５１人、救済対象者数３万５９３３人というものだった。

指定地域外の患者は、「汚染された魚を食べた」ことなど、被害の裏づけを自ら証明しなければならなかった。地域外の多くの被害者が、申請を受けつけられずに特措法は締め切られたのだった。

３万５９３３人という救済対象者の数字は、特措法がうたった「あたう限りすべての水俣病患者の救済」につながるものになったのだろうか。

## 雲上の被害者たち

真夏の日差しに照らされながら、吹き抜けて行く山風が涼味を運んでくれた。峰子は急な坂道を1歩ずつ踏みしめて、山々の稜線を眼下に見晴らす高所にある公民館への道を進んでいた。

不知火海に面した田浦漁港から、急峻な県道を15㎞ほど分け入ったところにある芦北町黒岩地区は、標高514ｍという山の上にある集落だ。「平家の落人が開いた集落」という伝説があり、秋の初めの晴れた早朝には、山間を埋め尽くす雲海が足下に湧き出るという。

住民は、山の斜面にわずかに開いた畑での農業を生業に、この地で暮らし続けてきた。

2011（平成23）年8月3日、この黒岩地区の公民館に20人ほどの住民が集まっていた。

水俣診療所に入職以来37年。これまで何回、地域に出向いて住民に水俣病の話をしてきただろうか。この日もこれまでと同じように、峰子は水俣病の症状や認定申請のこと、裁判のことなどを集まっている人たちに話すことになっていた。

時間通りに集まった人たちに水俣病の話をしながら、峰子の心からは霧のような疑念が消え去らなかった。「こんな高い山の上の集落の人たちが、水俣病にかかっていることなどあるのだろうか……」と。

「このチラシに書いてあるような症状はありませんか？　カラス曲がりはありませんか？　手足がしびれたりはしませんか？　診察を受けて申請して水俣病と認められれば、特措法の対象になるんです」

峰子の問いかけに、手を挙げる人が何人もいた。この雲の上のような地にも、水俣病は広がっていたのだった。

その年の春、芦北町の町議会議員である坂本登は、特措法申請受付開始を知らせるチラシをもって、芦北町内を巡回していた。情報が伝わらず、申請をしないままの人が町内にいる可能性はまだあった。

芦北町内をくまなく歩いて回っていた坂本にとっても、標高500m以上の黒岩地区に水俣病患者がいるとは思えなかった。ところが、坂本から受け取ったチラシに「自分にも同じ症状がある」という住民がいた。公民館などに集まってもらえれば、医療関係者に説明をしてもらうことができる。坂本は、住民にそう告げたのだった。

チラシを見ながら詳しく説明する峰子に、住民たちはみな真剣な表情を見せた。

「あ、そげん感じ、あんもん」

「しびれなら、あんもんなあ」

はっきりとした水俣病の症状を訴える人たちが、これほどいるとは。しかし、こんな山の上の人たちが、本当に「魚を多食」していたのだろうか。疑問に思ってたずねると、住民たちは「漁港から細い山道を登って行商がきて、カタクチイワシのイリコを朝から食べよったとです」「山仕事には曲げわっぱの弁当箱に、塩漬けイワシがごちそうやった」と答えた。

山の上とはいえ、海に面した芦北町の一角。行商を通じて入手する魚介類は、地域住民の貴重なたんぱく源だったのだ。

峰子は驚きながら、すぐに水俣協立病院へ戻って黒岩での話をした。

「そげなことがあるなら、今からでも検診をやりましょう」

これまでと同じように、藤野医師がすぐ集団検診に乗り気になった。

黒岩地区で集団検診がおこなわれたのは、その年の秋の10月30日。公民館と区長の自宅の、2カ所に設けられた会場に集まった住民は41人。検診の結果、80％以上の住民にカラス曲がりや手足のしびれ、つまずきやすいなどの水俣病の症状が見られた。

「みんな同じ症状じゃけん、年になれば普通のことかと思っちょった」と住民たちは口をそろえていった。

検診結果をもとに特措法への申請の意志をたずねると、参加者のうち1人を除いて全員が手を挙げた。集団申請への、手続きが始まった。

ただ、特措法の救済申請のためには一つ大きな問題があった。黒岩地区は芦北町の一角でグレーゾーンではあったが、指定地域外とされた場所だった。町の配布した広報誌を見ても、黒岩は指定地域に入っていないことにされていた。

「おっどま地域外じゃけん。しかもこんな山ん中。そぎゃん簡単にはいかんよな」

「むずかしかよ」

制度の説明をすると、住民の間から不安の声が次々と出された。

指定地域外の住民が申請をするためには、魚を多食した経歴を患者が自ら証明しなければならない。何十年も前の魚購入の領収書など、どこを探しても出てくるはずがない「証明」を提出することが求められた。

すべての住民が同じ話をするところから、行商から入手した魚が黒岩の人びとの症状の原因になっていることは明白だった。１９６１（昭和36）年には地域に魚屋ができて、住民たちは「ぶえん（無塩）」と呼ぶ新鮮な魚を入手できるようになった。しかし、それ以前の行商人からの魚の入手を、証明することはできるのだろうか。

黒岩の住民と、すぐ近くの大岩地区の住民の話から、行商に来ていたのは４人だったことがわかった。手がかりは、「行商人の一人はいきどん、いきさんと呼ばれていた」という住民の証言だけだった。

黒岩には、15㎞離れた漁港の舟江から、まっすぐに登ってくる細い杣道《そまみち》が続いていた。かつては、さらに内陸にある鹿児島の大口や伊佐方面へ、塩を売り歩くルートだったといわれる。この杣道を登って、天秤棒に魚を入れた桶をかついで行商人が黒岩までやってきていた。

峰子の夫の茂には、一つの記憶があった。水俣病第三次訴訟の原告の中に、この舟江で漁師をしていた人たちが何人か入っていた。もしかしたら、手がかりにつながるかもしれない。

茂はすぐに、水俣共同事務所の資料室に入り込み、１０００人を超える水俣病第三次訴訟の供述録取書を検索した。膨大な記録の中から、一つの証言が浮かび上がった。

「甲２０５４号証」

分厚いファイルをめくってみると、ある女性の供述録取書に次のような話があった。

「田浦の市場で仕入れた魚には、奇形魚も競りに出されておりました。背中に大きなこぶができて太くなって、尻尾は異常にやせ細り、目玉の飛び出たのもおりました。仕入れのときは、カゴ一杯に入れてありますので、後で仕分けをするわけです。ボラ、チヌ、スズキ、カレイなどを、夫と二人でカゴを担ぎ、芦北町の大岩あたりまで歩いて回りました。……」

茂と峰子は、すぐに舟江へ急いでこの女性をたずねた。女性はすでに亡くなっていたが、他の住民の話から、「いきさん」の氏名がわかった。舟江の行商は間違いなく、不知火海の魚をかついで黒岩まで運んで売っていたのだった。

こうして、「証拠」を確かなものにした黒岩の住民たちは、特措法に申請。2013（平成25）年の秋に、何人かが救済対象者と認められた。

「水俣病の患者は、雲の上にでもおっとばい」

そう気づかされた峰子は黒岩との出会い以降、水俣市の山間部の家々に、1軒ずつチラシを配って歩いた。夕暮れが迫り灯り一つない真っ暗闇の山中でも、心細い思いをしながら、救済の方法があることを被害者に知らせて回った。

想定をはるかに超える6万人以上の被害者が手を挙げ、天草や山間部など「対象地域外」にも多くの患者が取り残されていることが次々と明らかになる中、環境省は特措法申請を2012（平成24）年7月に打ち切る姿勢を変えようとしなかった。

だが、「掘り起こし」をすればするほど、どこまでも患者がいることが明らかになってくる。そ

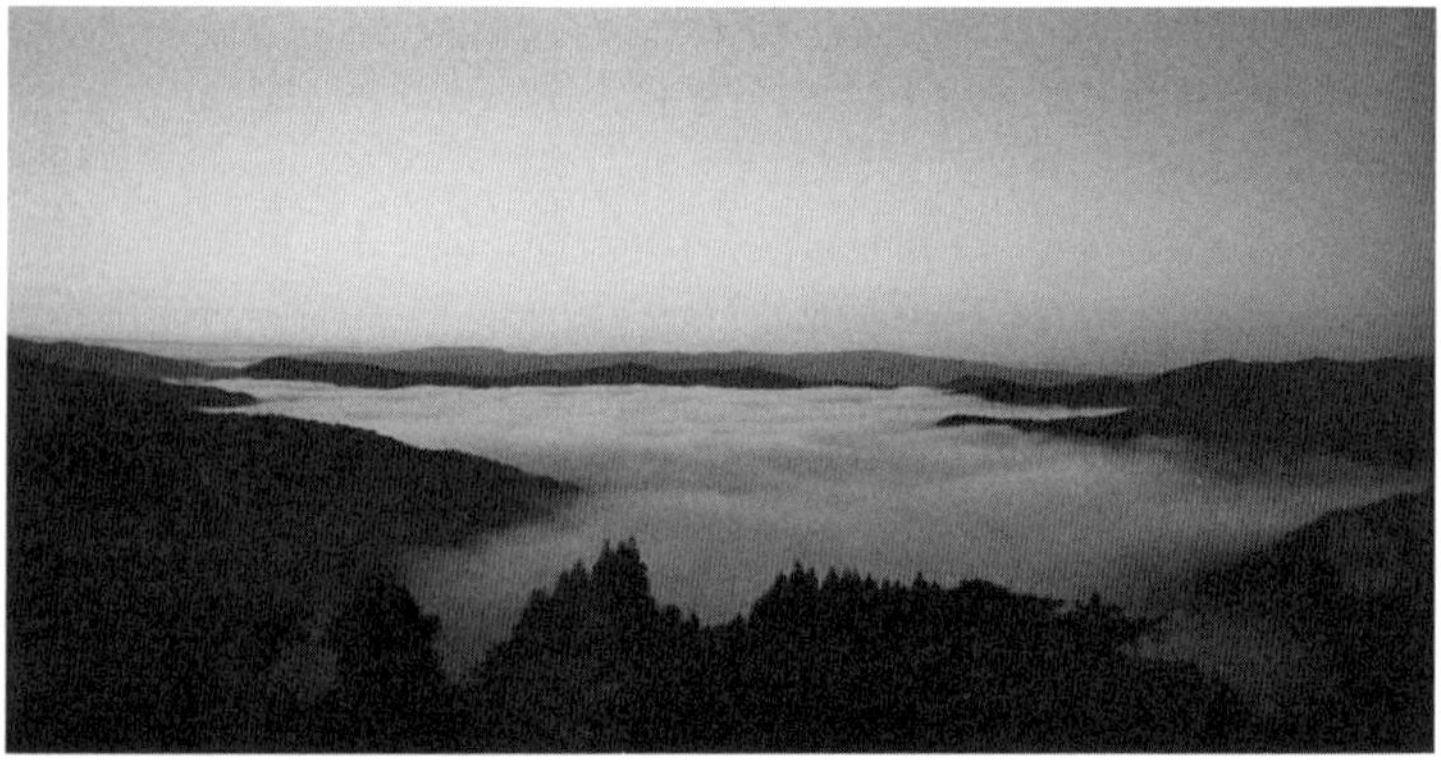

雲海の上にも被害者はいた

の患者を、国はどうするつもりなのか。「あたう限り」の救済は、どうなるのか。

特措法申請締め切りを3カ月後にひかえた2012（平成24）年4月、横光克彦環境副大臣はこう発言した。

「(掘り起こし検診は）申請期限後は慎んでほしい。いつまでもやっていては他の団体に迷惑がかかる。……」

たとえ患者が取り残されていたとしても、申請締め切り後は見捨てる。副大臣の発言は、被害者切り捨ての道を一途に歩んできた国の本性をあらわしているのではないだろうか。

その6月24日、過去最大規模の集団検診が実施された。受診した患者数は1397人。そのうち、9割近い1216人に水俣病に特徴的な感覚障害などが見られた。

2014（平成26）年6月には、グレーゾーンからさらにはずれた鹿児島県伊佐市の山間部、布計地区在住の二人が、特措法の一時金対象となった。

同年8月には、対象外に居住歴のある関東地方在住者18人が、救済を求めて東京地裁に提訴した。

２０１５（平成27）年10月31日と11月1日に医師団がおこなった、対象地域外の天草市河浦町宮野河内地区での検診では、住民の過半数にあたる１０８人が受診。うち75・９％にあたる82人に手足の感覚障害などの症状があることがわかった。

どこまでいっても、いつまでたっても、救済されない水俣病の患者は取り残されていく。特措法以降も、状況はまったく変わってはいなかった。

救済の手から漏れた患者たちをどうするのか。それは誰よりも、被害の拡大と長期化を招いてきた国が責任をもって取り組むべき課題のはずだ。

２０１５（平成27）年4月、峰子は水俣協立病院を定年退職した。その後は、在宅総合ケアセンター協立のケアマネージャーとして、地域の高齢者のために働いている。

そして、看護婦をしていたときと変わりなく、「あそこに水俣病の患者がいる」という情報があれば飛んで行って話を聞き、具合が悪い人がいると聞けば、水俣協立病院やクリニックの診察につなげている。

「水俣病は、終わっとらんばい」

心の中でそう叫びながら、すべての水俣病患者が救済される日を目指して、峰子はいつまでも活動を続けていく。

# この本の背景

板井優（水俣病訴訟弁護団事務局長）

## 水俣病問題のいきさつ

遠い昔、地質時代、現在の川内川（鹿児島）が加久藤火砕流で塞き止められ、曽木の滝ができました。明治の末頃にこの自然のダムを利用して下流に発電所を造り、当初はその付近にあった金鉱の湧き水を抜くためのポンプを回す電気として使われていました。

その後、この電気を使って、熊本の芦北、水俣、鹿児島の出水のいずれかで有機合成化学産業を起こそうという動きが始まりました。明治時代の後期のころです。九州には海岸線付近に、石炭と石灰岩が多く、これに電気があれば有機合成化学が可能となります。結局、曽木の滝から水俣までの電柱を提供した水俣が誘致合戦に勝ち、水俣の塩田に日本窒素肥料株式会社（後のチッソ株式会社）の工場が建設されました。

そして、１９３２（昭和７）年にこの水俣工場で、触媒に水銀を用いるアセトアルデヒドの生産が始まりました。その後、この水銀が化学変化の過程で有機水銀となり、それが垂れ流されて海の中での食物連鎖を経て、ヒトに水俣病が発生しました。１９３９（昭和14）年ころが最初だとされています。

戦前、チッソは朝鮮半島のつけ根にある興南に進出し、敗戦までに旧満州から海南島に至るまで有機合成化学工場を造っていきます。しかし、敗戦で、工場の主力は海外から再び水俣工場に移りました。

戦後、チッソは、肥料を中心に生産を急増し、さらに第二期石油化計画を推進します。これは、新法である石油化学での原料（エチレン）の大量生産を前提に、旧法によるアセトアルデヒド製造設備をスクラップするまで生産を約10倍以上に増大して、石油法による生産設備をビルドするというスクラップ・エンド・ビルド政策として展開されました。

しかしながら、国は、大正時代から、アセトアルデヒドの製造工程中で触媒であるはずの水銀が有機化することに対して様々な研究をおこなっていました。水俣病の原因がメチル水銀ではないかと疑われても、国も工場もアセトアルデヒドの生産を止めなかったのです。まさに、人命よりも経済を優先したのです。

それればかりか、１９５９（昭和34）年11月、東京工業試験場は、チッソの排出する廃水から、０・００１ｐｐｍのオーダーで水銀を検出します。１９６５（昭和40）年前後の当時、通産省が公刊した書籍でもそのことは評価されます。しかし、翌１９６０（昭和35）年４月のＪＩＳ（日本工業規格）

では、水銀の分析能力は0・025ppmまでだとされます。これでは、チッソの規制はできません。通産省がJISを作るときは東京工業試験場の技術に依拠しているのです。科学的であるべきJISまで変えてチッソを擁護する国がここにはいます。許し難いことです。

1965（昭和40）年の当時、水俣病認定患者は100人足らずに過ぎないとされていました。1959（昭和34）年12月、チッソ正門前に座り込んでいた水俣病患者たちは、世論の支持もなく、輪になって手をつないで下を向いて泣いていたといいます。

大変悲しい現実でした。

この事実からすると、まさに、被害を繰り返すものは被害を小さく見せることになります。被害者の犠牲の上にさらに被害が繰り返されるのです。

そして、1968（昭和43）年5月18日になって、水俣工場はアセトアルデヒドの製造を停止しました。しかし、この時には、わが国での旧法によるアセトアルデヒドの生産は終わり、石油法への製法転換を終えていたのです。この間、多くの住民が救済されること無く苦しみの中で死んでいきました。

そして、これを待っていたように、政府は、1968（昭和43）年9月26日、水俣病の原因はアセトアルデヒドの製造工程で生成されるメチル水銀であると公害認定をしました。

大変残念なことですが、この時期までは、チッソや業界・国の主導の下に事態は展開しました。

## 「行政の根幹論」とは？

１９７３（昭和48）年３月20日の水俣病第一次訴訟判決（熊本地裁）により、従来の見舞金契約は無効とされ、判決一時金１６００万円～１８００万円の３ランクの補償協定ができます。そして、行政認定をされた者はこの補償協定の対象者となることができました。そのため、これまで押さえ込まれていた水俣病患者が次々と認定申請をしてきました。患者の反撃が始まったのです。

ところが、環境庁は、１９７７（昭和52）年に従来の行政認定の基準を、感覚障害だけの者から症状組み合わせ（感覚障害＋運動失調）へと変えるに至りました。感覚障害だけの者は救済しないということにしたのです。この変更に、従来、感覚障害だけで水俣病としていた椿忠雄新潟大学教授ら研究者も環境庁（当時）に協力します。その結果、行政認定患者数は激減します。公平・中立な第三者を装う国が加害企業を完全に擁護した瞬間でした。これが、行政が学者・研究者を防波堤にした「行政の根幹論」問題です。

私は、この基準を決めた会議の様子をある研究者から聞きました。その研究者は、会議の前日、環境庁の事務次官から、症状組み合わせ論には反対する者がいるからあなたが意見をいう必要はないよ、といわれ、会議のときには黙っていたそうです。しかし、誰も反対せず症状組み合わせ論は通ったというのです。

熊本県の認定審査会の会長であった荒木淑郎熊本大学教授は、１９７１（昭和46）年の旧基準のもとで感覚障害だけの胎児性水俣病患者の母親を行政認定したと、水俣病第三次訴訟で証言しました。こうして行政は、従来患者であった感覚障害だけの者を、あえて基準を変えてまで「ニセ患者」に仕立て上げて救済を拒否したのです。

椿教授は、後年、感覚障害だけの者に医療費を支給しようとした「特別医療事業」の新潟への導入に反対し、自分の葬式に環境庁が花輪をもってきても受け取るな、との言葉を残し、事実そのようになったと、私はある研究者から聞きました。

こうした行政のやり方を、「水俣病患者大量切り捨て政策」として、水俣病第三次訴訟は厳しく批判してたたかいました。国は、こうした被害者のたたかいを受けて裁判所が解決勧告をしたことに対し、「行政の根幹論」をもち出して、この勧告の受け入れを拒否しました（行政の根幹論の中身は、その後、1994（平成6）年11月28日号週刊AERAで石原信雄元内閣官房副長官の特集「首相官邸の2600日」で明らかにされました）。

しかしながらこうしたたたかいの結果、1995（平成7）年12月、政府は水俣病解決策を打ち出し、感覚障害だけの者を救済する施策を取らざるを得なくなりました。その後も、たたかいが続き、2014（平成26）年8月には、感覚障害だけの者がいわゆる『水俣病特措法』で5万5018人もが救済対象となります。

確かに現在に至るも、国は水俣病の認定基準を変えません。しかし、「水俣病患者大量切り捨て政策」が破綻したことは歴史的事実です。最早、国は、公平・中立な第三者を装うことはできません。

## 水俣病患者を救済した力とは？

昭和40（1965）年代に四大公害裁判が起こる前の時期について、宇井純氏は『公害の政治学』という本の中で公害の起承転結論を展開していました。大筋でいうと、公害が起こる（起）、被害者が原因を明らかにする（承）、加害者側が公害の原因に反論する（転）、公害の原因が社会的に中和され、わからなくなる（結）ということになります。確かにそういう時代がありました。しかし、四大公害裁判のたたかいは、裁判所の判決と世論の力で、公害の原因と加害者の責任を明らかにしました。こうして中和論は過去のものとなりました。四大公害裁判までは、わが国の公害被害者はまさに暗くて長い道のりを歩まざるを得なかったのです。

公害の原因を明らかにしていく上で、医師を含む医療集団の力には大きなものがありました。水俣では、水俣診療所、水俣協立病院に結集した医療集団が水俣病患者の信頼のもとで、水俣病被害の事実を次々と明らかにしました。不知火海に浮かぶ桂島の悉皆《しっかい》調査はまさにその金字塔でした。この調査で感覚障害だけの水俣病像が明らかにされたのです。

ところで、水俣地域の医師たちは、患者を水俣病と診断すると、地域の健康保険組合に医療費を請求しますが、組合からは第三者傷害だからチッソに請求せよといわれ、チッソに請求するとまず認定審査協議会に申請せよと断られ、協議会からは水俣病とすることを拒否されました。そこで、これらの医師たちは水俣病の診断名をつけることに躊躇します。こうした医師たちが加入している医師会は、心ならずも水俣協立病院の医師たちの医師会への参加を拒否します。悲しい出来事でした。

しかし、水俣診療所、水俣協立病院に集う医療集団は、不屈のたたかいの結果水俣病の病像を明らかにし、救済の基準を打ち立て、これに対し、「水俣病公式確認」から50年目にして医師会は自分たちの過ちを認めるに至ります。こうして両者に歴史的和解が訪れます。大変うれしい出来事でした。

裁判闘争の前に、こうした医療集団のたたかいがなかったら、裁判の勝利もなかったと思いますし、「水俣病患者大量切り捨て政策」の転換もなかったと思います。

個々の医師の良心的な診療活動だけでは突破できない限界を、水俣の医療集団は多くの矛盾をかかえながら、水俣病患者と手を携え、汚染地域全体の住民や自治体、弁護士や支援集団とも団結して、一つ一つ問題を克服してたたかってきました。

なぜ、そのようなたたかいが可能であったのか。この本は、それを諸々の事実に基づいて明らかにしています。

国側のある研究者は、水俣でなぜ国が裁判で負けたのかということについて、それは患者を住民側に奪われたからだと述べています。その研究者は、1995（平成7）年に水俣病の政府解決策が出たころに、熊本県内のアスベスト鉱山のあった町の関係者を調査し、その内容を公表しようとしていません。

私は、この研究者のやり方は間違っていると思います。水俣で国は患者を切り捨て放置（棄民）したのであり、医療集団は敢然と行き所のない患者に寄り添い、これを救済したのです。患者を国が囲い込み情報を民衆に公開しないというやり方は、住民を人間として扱っていないのではないでしょうか。

## 水銀ヘドロと汚染の広がり

一体どれだけの水銀が、チッソによって垂れ流されたのでしょうか。

実は、その量ははっきりしていません。極めて残念ことです。チッソは、当初、水俣湾にメチル水銀を廃棄し、１９５８（昭和33）年から不知火海に棄てます。

１９７３（昭和48）年にチッソが熊本県議会へ報告したのは57ｔ、通産省（当時）が試算したのは２２０ｔ、朝日新聞が焼却寸前だったチッソの製造日報から計算した結果では４３０ｔとされています。

１９７９（昭和54）年3月22日の水俣病刑事事件熊本地裁判決は、アセトアルデヒドの生産量は１９３２（昭和７）～１９６８（昭和43）年までで45万６０００ｔで、使用した水銀は１１８５ｔで、回収した水銀は９７８ｔ、損失水銀は２０７ｔ、内流失水銀81ｔとしています。

水俣病の原因を調査していた初期のころ、熊本大学の研究者が水銀にあまり注目しなかったのは、当時水銀が貴重だったのでまさかチッソが水銀を垂れ流す（捨てる）はずがないということであったともいいます。

しかし、1971（昭和46）年1月8日のチッソ水俣工場での検証の際、水俣病訴訟弁護団はコンクリートのタタキで覆われた工場内のアセトアルデヒド排水路跡をツルハシで叩き割りました。すると中から水銀の丸い玉がザクザクと出てきました。

1973（昭和48）年4月、あるオスネコが水俣市の水俣病患者宅で生まれました。後に、衞藤光明熊本大学講師（後に国水総研所長）らが解剖して胎児性水俣病と判定されたネコです。チッソがアセトアルデヒドの製造を停止して約5年後のことでした。

ところで、水俣湾の水銀を含むヘドロ処理は1976（昭和51）年3月から準備され、1990（平成2）年3月に完了しました。しかしながら、その対象となったのは総水銀濃度25ppm以上の水俣湾内の汚泥であり、水俣湾外は、技術上の理由から含まれていません。しかも、この除去基準値は、ヘドロ中の水銀が海中に溶け出す溶出率をほとんど海流の流れのない湾奥部の地点で測定した値に基づいています。

湾入り口にある恋路島の北側の七ツ瀬は25ppm未満であるにも関わらず、海流の流れが速く汚染魚が生息していました。

この時の水銀ヘドロを処理した面積は、東京ドームの約32・3倍の151万㎡で、ヘドロ処理埋立跡地は東京ドームの約12・4倍の約58万㎡です。しかし、このヘドロ処理をした跡地は要するに巨大な欠陥産業廃棄物処理場に過ぎません。この処理場は海岸に面しており潮位の関係から地下水汚染問題を含め、いつ大問題を起こすかわかりません。

チッソが、水俣で水銀を垂れ流したのは1932（昭和7）年5月7日からで、製造停止する1968（昭和43）年5月18日まで約36年に及びます。チッソが水銀を垂れ流した不知火海は琵琶湖程度のいわゆる内海であり、水俣湾はさらにその中にあります。要するに、水銀を排出しても大洋に拡散・希釈しない二重の閉鎖水系なのです。そして、水俣湾外は未処理のままです。

メチル水銀は無味・無臭、しかも常温で揮発します。そして、汚染源は現在も存在するのです。

## 汚染の広がりとカタクチイワシ

水俣病が多発した頃の厚生省公衆衛生局長に尾村偉久さんという人がいます。水俣病第三次訴訟の証人となった方です。ある日、打合せをしていて、どうして水俣病が不知火海一円に広がったのかということが話題になりました。そのときに、尾村さんは、それはカタクチイワシですと明言しました。厚生省は事態を正確にとらえていたのです。

鹿児島の長島と九州本土との間に黒の瀬戸という流れの速い狭い海峡があります。鹿児島の外海からそこを通って、カタクチイワシの集団が不知火海という内海に入ってきます。入ってきたカタクチイワシの集団はさらに二重湾になっている水俣湾に入り込んで二日ほど過ごし、不知火海の南半分を回って再び黒の瀬戸から外海に出て行くといいます。イワシは回遊魚ですが、取れる時期と取れない時期があるといいます。そして現在は取れません。ただ、水俣病が多発した昭和30年代までは大量に取れました。不知火海では当時、イワシ漁が盛んでした。不知火海の南半分は深さ約40mのリアス式海岸で、北半分は遠浅です。「不知火」はこの遠浅の海で見える古来からの自然現象です。

イワシ漁は、この南半分の海で、月のない夜に火船を中心に、戦後は双手巾着網を引く二艘の船が火にすい寄せられて集まったイワシを捕まえ、取れたイワシを漁港に持って帰る運搬船等から構成される一統《いっとう》約30人からなる漁民集団でおこなう漁です。

しかし、水俣病多発の時期、水俣湾に入ったイワシは有毒化し、各港では取れたイワシを釜で煮沸し、それを港一面で干し、煮干しを作ります。それを食べたカラスは空から落ち、ネコは腰が抜けたように歩き回り狂死します。生まれくる子どものために養分を取ろうと煮干しを食べた妊婦からは胎児性水俣病患者が生まれました。さらに、そのイワシを食べた太刀魚《たちうお》も有毒化します。こうして、水俣病は不知火海一円に大きく広がっていったのです。

水俣の北側にある芦北・平国《ひらくに》という漁村集落のことを「芦北平国ちん米食わん、ジュウジュウからいも、イワシのしゃ（芦北平国ではちっとも米を食わん。常々さつま芋を食べイワシがおかず）」と表現した言葉がありますが、まさにイワシは不知火海沿岸漁民の生活の糧であったのです。

昭和30年代前半までは、不知火海では相互に入会漁業がおこなわれ、被害はさらに大きく広がりました。八代市の南側にある旧・田浦町の伊牟田集落の漁民は家族みんなで水俣湾に出向き、小屋をかけ漁をしていました。伊牟田集落には症状の重い人たちが多いといいます。

ところで、即席ラーメンやレトルト食品が盛んになるのは昭和40年代からであり、それまではこの不知火海一円では、まさに海の幸が住民の生活を支えていました。この海の幸は、各地の漁港から行商人によって街の中や山間部に運ばれ、汚染は海岸部から街中へ、さらに遠く離れた奥地にまで広がっていったのです。漁民でなくとも水俣病に罹患をするという恐ろしい現実がここにはあります。

さらに、深刻なのは1959（昭和34）年後半から水俣病の原因として水俣湾の魚介類が疑われ、魚が売れなくなったので、漁船は水俣港に水揚げせず、水俣から離れた漁港に水揚げをすることとなりました。そのためか、1960（昭和35）年以降、鹿児島県北などにネコが狂死したという新聞記事が増えていきます。そして、生活できない人たちは故郷を離れていきました。

こうした状況は不知火海を取り囲む天草島でも一緒です。水俣病第一次訴訟が始まったのは1969（昭和44）年ですが、裁判は現在まで続いています。

現在の裁判では、天草や山間部の住民、汚染地域から去って行った人たちの健康被害が問題となっているのです。

たとえ加害者が被害を隠しても、被害者はいつまでもたたかい続けます。

水俣病の歴史はそのことを私たちに教えているのです。

# 夫、原田正純と水俣病

原田寿美子

今年は「水俣病公式確認」から60年、様々なイベントがおこなわれ、夫原田正純が逝って4年になろうとしています。もう4年も経つのかと時の流れの早さに驚きます。留守をしていることが多かったので、長い出張にでも行っているような気がして、いつもの笑顔で「母ちゃんただいま」と帰ってくるのではないかと思い、まだ現実として受け入れられない気持ちもあります。原田正純のことを話してほしいと依頼があり、戸惑い、慣れないながらもわたししかしらない話を出来たらと思っております。

45年の結婚生活でしたが、結婚当初から忙しい人であちこち飛び回っていました。それが当たり前だと思い、不満に思ったことは一度もなかったと思います。子どもたちとも一緒に過ごす時間はほとんどなかったのですが、1カ月に1回位は山登りを計画したり、子どもたちとの時間も大切にしようと心掛けていました。

家でもよく仕事をしていましたが、合間にテレビのニュースや歴史の番組、時代劇などはよく見ていましたので、その間に、一緒にたあいもないおしゃべりをしたりして過ごし、ときには、一緒にお酒を飲んだりと、それはとても楽しい時間でした。そしてまた、しばらくするとまた書斎にもどり、焼酎のお湯割りを飲みながら、深夜まで原稿を書いたりしていました。

家にこられるお客様も多く、国内にとどまらず、海外からも多くの方がうちにきてくださいました。私も料理が大好きでしたので、何を作ろうかとあれこれ考えをめぐらせ、わくわくしながら、手料理でお客様をお迎えしました。お客様とおしゃべりをして過ごす時間は、とても楽しく、たくさんの方たちとの大切な思い出として記憶に残っています。夫のおかげで、私自身もたくさんの方たちとのご縁がありました。それは今でも大切にしたいと思っていますし、皆様にはとても感謝をしています。

家で仕事の話をしたことはほとんどありませんが、一時期、水俣病審査会の委員をしていたことがありましたが、その時が一番厳しい顔をしていたように思います。「患者さんのためになるかと思って受けたけど、現場にも行かない、患者さんも診ない人達が、書類だけを見て、ことごとく否定していく。自分は患者さんや家族の顔が頭に浮かんで、とても辛い」と嘆いていました。そして、審査委員をやめ、水俣通いが続きました。現場にいる支援者の人たちと一緒に、患者さんたちの状況を確認したり、現場の人達のあらゆる相談にのっていました。そして、国内、世界中へと公害によって被害を受けた患者さんたちを診て回りました。いつも口癖のように「現場に行かないと分からない」と、自分の目で確かめ、患者さん、家族、地域の人たちの声に耳を傾けていたと思います。

権力に阿《おもね》ることなく、徹底して弱者の立場に立ち、差別をしないということは、生涯、一貫して貫き通したと思います。そのことが、様々な方たちとのご縁として広がり、私自身も、そのご縁によって助けられています。今、あらためて夫に尊敬と感謝の念を抱きつつ、関わってくださる方たちに感謝の気持ちでいっぱいです。

夫は、「水俣病は起こってはいけなかったことだけど、自分は水俣病に関わったことで、多くのことを学び、教えられ、気づかされた。その教訓を後世に伝えなければならない。」との思いから、熊本学園大学で、自分が思い描く「水俣学」が出来たことは、夫にとって大変良かったのではないかと思います。地位や立場を超えて、人と人が学びあう姿勢が、仕事だけではなく、生活の中にもあったように思います。

かといって、仕事ばかりしていたわけでもなく、夫婦で観劇、音楽鑑賞、絵を描いたりと趣味も仕事も楽しんでいました。

夫自身も色々な病気と闘っていましたが、最後まで、患者さんたちのことを思い、心配していました。自分が病気になったことで、理解できたこともあると言っていました。残された時間が少ないということも分かっていましたので、私が困らないように最期の準備もしてくれていました。最後まで精一杯いろんなことをやり遂げ、「悔いはない、思い残すことはない」と言い、家族に見守られる中で最期を迎えました。

そんな夫の一番の心残りは、胎児性水俣病の患者さんたちのことでした。「もう一度水俣に行きたい、みんなに会いたい」と言っていましたが、それが叶えられなかったのは残念なことだったと思います。

今思えば、大変なこともたくさんあったとは思います。自分がどんなに苦しい状況や、病になったりしても、夫は愚痴も言わず、いつも態度が変わりませんでした。そして、誰に対しても分け隔てなく、自然体で接していたと思います。多くの方に支えていただいていること、多くのことを経験し、学び、そのご縁に感謝していました。

共通診断書を作成したことや、２００９年の大検診で実行委員長を務めたことなど、多くの方々の記憶にとどめていただければと思います。

色々な方々とお話をして、水俣病のことをまったく知らない方や水俣病はとっくに終わったのではないかと関心がない方が多くいらっしゃいます。そのことに驚いたり悲しくなったりすることがあります。夫は最期まで「水俣病はなにも解決していない、変わってない、終わらない」といい続けました。そして患者さんたち（特に胎児性の患者さん）のことを心配し続け思い続けていました。この本を通じて一人でも多くの方が、水俣病への関心を持ってくだされぱと思います。私は2度と水俣病事件が起きないように、そして、この大変な事件を教訓にしてほしいと願っています。

夫と結婚したことで、多くの方とのご縁をいただき、楽しく、幸せな時間を過ごすことが出来ました。亡くなって4年経った今でも毎日、「もう一度会いたい、話したい」と思います。一人になった私を多くの方たちが気にかけて下さり、支えていただき、今私は、前向きに生きていこうと思っています。

夫は、77年間を精一杯生きることが出来たと思っています。皆様に心から、お礼と感謝を申し上げます。

平成28年4月27日

## 山近峰子（やまちか・みねこ）

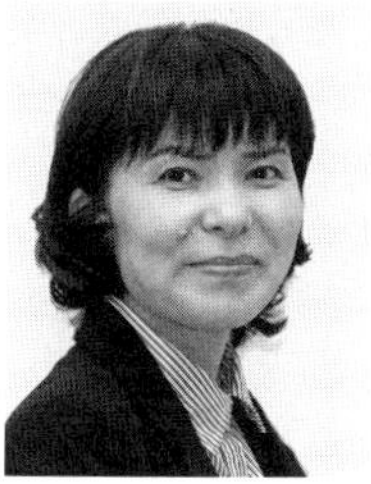

1953年生まれ
1970年　水俣市芦北郡医師会立准看護学校卒業
1970年　水俣市立病院勤務
1974年　水俣診療所入職
1997年　水俣市芦北郡医師会立看護学校卒業
1999年　訪問看護ステーション協立所長
1999年　介護支援専門員免許取得
2000年　ケアセンター協立所長
2001年　水俣協立病院総師長
2013年　水俣協立病院定年退職
2013年　水俣協立病院継続雇用　健康友の会事務局長
2016年　在宅総合ケアセンター協立　介護支援専門員として勤務

【著者紹介】

**矢吹紀人**（やぶき・としひと）

1953年生まれ。慶應義塾大学経済学部卒業。医療・福祉、食・農業などの分野を中心にルポライターとして各メディアで活動。
主な著書：『湘南学園物語』『企業社会の扉をひらけ』（以上、旬報社）、『いのちへの証言』（つむぎ出版）『あの水俣病とたたかった人びと』『開業医はなぜ自殺したのか』『国保崩壊』『いのちを返せ！』『預けたお金を返してください！』（以上、あけび書房）、『水俣病の真実』『水俣　胎児との約束』『病気になったら死ねというのか』（以上、大月書店）、『自由への補助具』（本の森社）『看護10ストーリーズ』（本の泉社）など。

装幀　守谷義明＋六月舎
組版　酒井広美

終わっとらんばい！　ミナマタ
――看護師・山近峰子が見つめた水俣病

2016年6月12日　第1刷発行

著　　者　矢吹 紀人
発 行 者　上野 良治
発 行 所　合同出版株式会社
東京都千代田区神田神保町1-44
郵便番号　101-0051
電　話　03（3294）3506
ＦＡＸ　03（3294）3509
振　替　00180-9-65422
ホームページ　http://www.godo-shuppan.co.jp/
印刷・製本　新灯印刷株式会社

■刊行図書リストを無料進呈いたします。
■落丁乱丁の際はお取り換えいたします。


ISBN978-4-7726-1287-6　NDC519　188 × 130